Schritt für Schritt zur eigenen Naturapotheke

Heimische Heiltinkturen

ALLE WICHTIGEN ANWENDUNGEN, UM MIT DER NATÜRLICHEN KRAFT DER HEILPFLANZEN DAS WOHLBEFINDEN ZU STEIGERN & BESCHWERDEN ZU LINDERN

FRIEDERIKE KLEIN

Inhaltsverzeichnis

1

Einleitung

Spürst du es auch, dass dich die Nähe zur Natur beruhigt, erdet und dich selbst wieder intensiver spüren lässt? Die Sehnsucht nach dieser Rückverbindung zu Mutter Erde wird in den Menschen immer größer, denn die Distanz zu ihr ruft eine innere Distanz zu sich selbst hervor. Der menschliche Körper, sein ganzer Organismus, jede einzelne Zelle ist selbst Natur. Sie war und wird es immer bleiben: der Ursprung allen Lebens. Wenn du den Ruf in dir spürst, dich mit den Heilkräften der Pflanzenwelt beschäftigen zu wollen, ist es dein inneres Bedürfnis, dich wieder mit deinen Wurzeln zu verbinden.

Die Anwendung pflanzlicher Naturheilverfahren reicht geschichtlich gesehen weit zurück. Bereits die Menschen der Steinzeit mussten sich damit auseinandersetzen, wie sie ihren Körper stärken und bei Verletzungen schnell heilen konnten. Es sicherte ihr Überleben und das ihres Stammes. In allen Kulturen findet sich die Auseinandersetzung mit der Heilkraft der Pflanzen. So war es für die Menschen aller Zeiten eine wichtige Aufgabe, herauszufinden, wie sich die Essenzen der Pflanzen nutzen ließen. Die Pflanzenbestandteile wurden auf unterschiedliche Weisen untersucht und verwendet, bis vor etwa 1000 Jahren erste Pflanzentinkturen entstanden.

In der heutigen modernen Zeit entsteht eine kraftvolle Bewegung, sich wieder zurückzubesinnen auf jene Kraft der Pflanzen, weil viele erkennen, dass chemische Inhaltsstoffe und Umweltgifte die Gesundheit mehr belasten, als sie zu fördern. Ein neues Bewusstsein für das eigene Wohlbefinden veranlasst dazu, nach alternativen Lösungen zu forschen. Die Verantwortung für die eigene Gesundheit muss nicht komplett abgegeben werden, sondern kann begleitend und ergänzend zur klassischen Schulmedizin wieder gestärkt werden.

Die Pflanzenwelt stellt seit jeher eine Naturapotheke dar, die den Menschen dabei unterstützen möchte, in seine volle Stärke zu kommen. Dabei geht es nicht nur um die Behandlung von sich bereits zeigenden Symptomen, sondern auch darum, präventiv zu handeln. Die Kraft der Pflanzen in den Alltag zu integrieren ist daher nicht nur punktuell bei Bedarf zu sehen, sondern stellt einen Lebensstil dar, der sich auf das eigene Wohlbefinden ausrichtet.

Die Essenzen der Pflanzen lassen sich auf verschiedene Arten nutzen und als Körperpflege und Naturheilmittel integrieren. Dafür ist es wichtig, sich Kenntnisse über entsprechende Pflanzen, die sogar in deinem Garten oder als Wildpflanzen vorkommen, anzueignen. Mithilfe dieses Buches wirst du Heilpflanzen kennenlernen, die bereits deine Vorfahren schätzten, und lernen, wie du eigene Tinkturen daraus herstellen kannst. Diese Schätze der Natur werden dein Leben bereichern und dir helfen, dich wieder mehr mit dir selbst zu verbinden. Denn lernst du die Natur um dich herum kennen, lernst du deinen eigenen Ursprung kennen. Dafür brauchst du kein spezielles Studium der Pflanzen oder gar eine Heilpraktiker-Ausbildung. Die Verantwortung für die eigene Gesundheit zu übernehmen, bedeutet jedoch, eigene Grenzen und die Grenzen der Naturheilkunde zu respektieren. Sollte dein Körper Symptome zeigen, die auf eine Krankheit hindeuten, ist eine ärztliche Anamnese und Begleitung notwendig. Bitte sei dir bewusst, dass die Auseinandersetzung mit der Herstellung von Pflanzentinkturen und deren Anwendung diese nicht ersetzen kann, da Pflanzentinkturen keine Arzneimittel sind und dir kein

Heilsversprechen geben können. Jedoch sind sie sanfte Unterstützer und Begleiter, die dir helfen werden, einen gesunden Lebensstil aufzubauen.

Zunächst wirst du einen Blick in die dich umgebende Natur werfen, um zu erkennen, wie viele Schätze sie für dich bereithält. Du kannst dabei erfahren, welche davon Heilpflanzen sind und wie daraus eine Tinktur entsteht. Schritt für Schritt baust du dir eine Sammlung von Basishelfern auf, die dich im Alltag unterstützen werden. Ergänzend dazu wirst du lernen, wie du Tinkturen für spezielle Anwendungsgebiete herstellen kannst. Auch kannst du alternative Möglichkeiten kennenlernen, Tinkturen ohne Alkohol herzustellen. Zum Abschluss deiner Reise durch die Welt der Heilpflanzentinkturen erhältst du noch Methoden, wie du Heilpflanzen selbst anbauen, sammeln, optimal lagern und anwenden kannst.

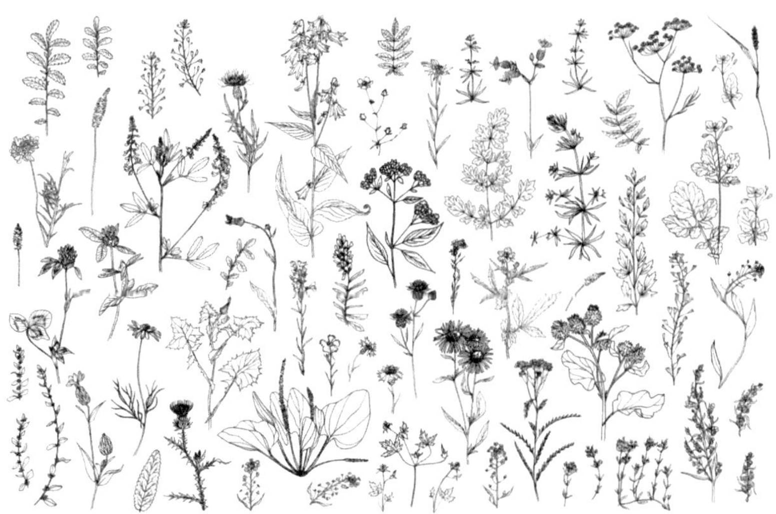

2

Zurück zur Natur

Die Natur bietet einen unermesslichen Reichtum an wertvollen Vitalstoffen, welche den menschlichen Organismus in seiner Funktion optimal unterstützen können. Ein Chemielabor kann die Wirkungsweise der Pflanzeninhaltsstoffe versuchen zu kopieren, aber niemals identisch abbilden oder ersetzen. Letztendlich diente die Natur als Vorbild vieler Erfindungen der heutigen Zeit und regte den Menschen zur Weiterentwicklung an. Das rasante industrielle und wirtschaftliche Wachstum ging jedoch leider auch zu Lasten der Natur. Statt Ressourcen zu schonen, werden sie immer noch zum Zwecke der Kapitalisierung verschwendet. Man wollte sich die Natur untertan machen, sie benutzen und entmächtigen, um sich von ihr unabhängig zu machen. Wir sehen bereits jetzt die Auswirkungen in Form von Klimaerwärmung und Umweltkatastrophen. Die Natur unterliegt bestimmten Zyklen und Gesetzen, die der Mensch versucht zu brechen. Dabei ist er selbst nicht getrennt, sondern ein wichtiger Teil von ihr. Im Einklang mit der Natur zu leben, bedeutet daher, sich diesem Rhythmus hinzugeben, statt gegen ihn anzukämpfen.

Vor noch nicht allzu langer Zeit wurden viele Menschen in die Schublade „Ökos" gesteckt, die sich mit Naturheilkunde und natürlicher Ernährung beschäftigten. Diese Bewegung wurde als veraltet, rückständig und nicht ernst zu nehmend kategorisiert. Mittlerweile erleben wir in der Gesellschaft einen Wandel, der diese Klischees aufbricht und zeigt, dass ein modernes Leben, mit all seinen Vorzügen und technischen Errungenschaften, durchaus vereinbar ist mit einem an der Natur orientierten Lebensstil. Das alte Wissen der Vorfahren weckt wieder das Interesse der Leute, um Alternativen zum schulmedizinischen Ansatz zu erhalten. Mit diesem Wissens- und Erfahrungsschatz unterschiedlicher Kulturen und Ahnen sowie den außerordentlichen Möglichkeiten moderner technologischer Verfahren entsteht gerade eine komplett neue Industrie, welche mit Gesundheits- und Wellnessprodukten enorme Umsätze generiert.

Doch die Natur macht es dir einfach und du musst nicht viel Geld in teure Behandlungen oder Präparate investieren, wenn du dir die Zeit nimmst, die Pflanzenwelt vor deiner Haustür kennenzulernen und zu nutzen. Zurück zur Natur findest du dann, wenn du dich als ein Teil ihrer wahrnimmst. Wenn du all deine Sinne und deine Intuition auf Empfang ausrichtest und sie wirklich spürst.

2.1 Verbinde dich wieder mit der Natur

Die Natur gibt durch ihre Zyklen einen bestimmten Rhythmus vor. Jahreszeiten, Tag und Nacht, Mondzyklus, Erblühen und Verwelken, Geburt und Tod. Es ist ein nicht endender Kreislauf, in dem sich alle Lebewesen und Pflanzen befinden. Wenn du gegen diese Rhythmen lebst und deinen Alltag in einem völlig anderen Takt gestaltest, kann es schnell passieren, dass du dich getrennt von dir selbst fühlst und damit auch von der Natur. Es ist vollkommen natürlich, bestimmten Kreisläufen zu folgen, dies bringt dich in einen Zustand der Harmonie. Erst der Widerstand gegen diese strukturierten Abläufe, welche dir die Natur vorgibt, lässt geistige und körperliche Konflikte entstehen.

Viele Menschen merken dies z. B. sehr schnell, wenn sie gegen den natürlichen Schlaf-Wach-Rhythmus angehen, der durch das

Licht und den Körper bestimmt wird. Allein schon, dass der Tag künstlich verlängert wird durch elektrisches Licht, hat einen Einfluss auf das Wohlbefinden. Der Mensch war schon immer in der Lage, sich den äußeren Gegebenheiten anzupassen, sodass ihn viele Faktoren nicht mehr nennenswert beeinflussen. Hier kann die Wahrnehmung auch sehr unterschiedlich sein, denn jeder Mensch ist in seiner Physis und Psyche individuell und einzigartig. Während einige Menschen, intuitiv oder bewusst, mit den natürlichen Rhythmen leben, können andere sehr lang ohne Beschwerden einem ganz anderen Rhythmus folgen.

Frage dich daher selbst, in welchen Zyklen du lebst. Wie sieht dein Tagesablauf aus? Welche Veränderungen nimmst du wahr, wenn sich z. B. die Jahreszeiten ändern? Wie sehr hast du dich selbst verändert in den letzten Jahren? Welchen speziellen Kreisläufen folgt dein Körper? Gibt es seelische Themen, die sich dir immer wieder zeigen? Hast du Symptome, die in regelmäßigen Abständen auftreten?

Sich wieder mit der Natur zu verbinden kann zunächst bedeuten, sich diesem regelmäßigen Herzschlag der Natur wieder bewusst zu werden. Was passiert zu welcher Zeit in welchen Abständen in der Natur und auch in mir? Nimm dir die Zeit, hinzuhören und ins Fühlen und Spüren zu gehen. Beobachte dich selbst und deine Umgebung, sodass du die Veränderungen wahrnehmen kannst. Sammle Erfahrungen mit der Natur, deinem Körper, deinen Mitmenschen, Tieren und Pflanzen und du wirst schnell erkennen, wie sehr es dein Leben bereichert.

Der moderne Mensch hat gelernt, in Rhythmen zu funktionieren, die ihm von außen künstlich auferlegt wurden. So bestimmen die Arbeitszeiten, wann es Zeit ist zu essen oder sich auszuruhen. Der Wecker klingelt gnadenlos, auch wenn man eigentlich noch Ruhe bräuchte. Die Uhr bestimmt, wie schnell man an einem anderen Ort sein muss. Der Terminkalender legt fest, welche Personen zu welcher Zeit getroffen werden müssen. Geschehen all diese Dinge außerhalb des eigenen natürlichen Rhythmus, wirken sie erschöpfend auf das geistige und körperliche System. Energie wird im Übermaß verbraucht, um mit diesem Rhythmus mithalten zu können. Doch entspricht er wirklich deinem persönlichen Kreislauf?

Permanent gegen die eigene Natur zu leben, erzeugt nicht nur Distanz, sondern kann auf Dauer Nährboden für physische und psychische Erkrankungen sein. Es ist möglich, für eine gewisse Zeit Symptome zu kompensieren und zu ignorieren, die aufzeigen wollen, dass der eigene Lebenskreislauf ein ganz anderer ist. Eine Rückverbindung zur Natur ist jedoch nur möglich, wenn der Mensch sich dazu entscheidet, sich wieder aktiv in die natürlichen Kreisläufe zu integrieren.

Die alternativen Heilmethoden dieser Welt (wie z. B. Naturheilkunde, Ayurveda, TCM) betrachten den Menschen ganzheitlich und arbeiten an allen Bereichen des Lebens, anstatt ausschließlich Symptome zu behandeln. Es geht um die Wurzel, die behandelt werden muss, damit die Blüte wieder in ihrer vollen Schönheit erstrahlt. Die Basis aller Heilung liegt aus ihrer Perspektive betrachtet in einem naturnahen, naturverbundenen Leben. Es geht um die Rhythmen von Bewegung und Ruhe, Aktivität und Schlaf, Genuss und Verzicht, Herausforderung und Entspannung, gesunden Lebensmitteln und bereichernden Beziehungen.

Ein nächster wichtiger Schritt, nachdem du dir deiner eigenen natürlichen Rhythmen bewusst geworden bist, ist das regelmäßige Sein in der Natur. Lass es zu deiner Routine werden, so oft wie möglich, am besten täglich, dich von der Schönheit der Pflanzen berühren zu lassen. Atme die frische Luft ein und nimm dir die Zeit, in den Himmel zu blicken, um den Wolken bei ihrer Wanderschaft zuzusehen. Höre die Geräusche der Natur und spüre, wie die Zeit plötzlich stillzustehen scheint. Rieche an den Blumen und koste den Geschmack der Wildkräuter. Umarme einen Baum und erkenne, dass er ein lebendiger Organismus mit einer besonderen Wesenheit ist, genauso wie du. Zusammengefasst: Widme dich deiner natürlichen Umgebung mit allen Sinnen, so oft es dir möglich ist, um noch stärker den Unterschied zwischen künstlicher Welt und wahrer Natur spüren zu können. Mit der Zeit wirst du wahrnehmen, dass sich auch deine Gedanken beruhigen und sich dein seelischer Zustand immer mehr verbessert. Sorgen, die vorher noch sehr präsent waren, verlieren zunehmend an Wichtigkeit. Die Gefühle von Stress und Druck reduzieren sich signifikant. Du lernst dich selbst besser kennen und lieben, gönnst dir die Zeit, die du für dich brauchst. Vielleicht kannst du viel klarer denken und Entscheidungen treffen, weil sich die künstlichen Reize, die permanent auf dich einwirken, jetzt reduziert haben.

Sich wieder bewusst mit der Natur zu verbinden, ist ein Prozess, der langsam Veränderungen in dir hervorrufen wird. Besonders schön ist es, diese in einem kleinen Tagebuch festzuhalten und die eigene Entwicklung mitzuverfolgen. Vielleicht magst du auch das eine oder andere Blatt darin aufbewahren oder gepresste Blüten einkleben. Oder gefällt es dir, Zeichnungen von Pflanzen anzufertigen und so die Buchseiten zu verzieren? Die Zeit in der Natur gehört dir allein; gestalte sie also so, dass sie für dich zu einem Erlebnis wird. Tauche ein in diese Welt, die deinen Ursprung darstellt, zu dem du jetzt wieder zurückkehrst.

2.2 Was die Natur für dich bereithält

Die Natur hält für dich eine Kraft bereit, die dich in deinem gesunden Lebensstil unterstützen wird. Die Pflanzenwelt ist eine natürliche Hausapotheke, die sehr wohl mit der aktuellen Schulmedizin mithalten kann – vor allem die Wildpflanzen. An dich ergeht die Einladung, diese Kräfte wiederzuentdecken und von all dem Wissen zu profitieren, das durch viele Generationen auf dem Weg der Pflanzenheilkunde weitergegeben wurde. Auch in der pharmazeutischen Forschung und Medikamentenherstellung werden Pflanzen als Vorbild genutzt und ihre Bestandteile verwendet.

Eine Begleitung mit Heilpflanzen stellt einen kraftvollen und zugleich sanften Weg dar. Es gibt durchaus Pflanzen, die giftig sein können, weshalb eine gute Kenntnis vor Verwendung Voraussetzung ist. Werden die Schätze der Natur jedoch sachgemäß und respektvoll in den Alltag integriert, können sie bereits präventiv und auf dem Weg der Genesung unterstützen.

Für herkömmliche Medikamente werden bestimmte Stoffe aus der Pflanze extrahiert und mit chemischen Mitteln kombiniert. Es handelt sich dabei also um eine sehr konzentrierte Darreichung. Betrachtet man jedoch die Heilpflanze in ihrer Gesamtheit, erkennt man, dass ihre wirksamen Stoffe auf natürliche Weise reguliert sind. So enthält die Pflanze zusätzlich zu den Pflanzenfasern noch Bitterstoffe, Flavonoide, Gerbstoffe, ätherische Öle, Phytosterole, Saponine und Schleimstoffe. All diese zusätzlichen Bestandteile der Heilpflanze haben ebenfalls positive Wirkungen auf den menschlichen Organismus:

◇ **Bitterstoffe** sind für Menschen und Tiere essenziell, da sie die Bildung von Magen- und Gallensekreten anregen und damit die Verdauung unterstützen. Außerdem schützen sie die Leber bei ihrer Aufgabe, das Blut zu reinigen und Zucker zu verarbeiten. Da heutzutage die Bitterstoffe gezielt aus den Lebensmitteln für einen besseren Geschmack herausgezüchtet wurden, fehlen diese helfenden Wirkstoffe meist in der Ernährung.

◇ **Flavonoide** sind Antioxidantien und schützen somit vor freien Radikalen. Sie sind besonders wichtig für den Zellschutz und wirken gegen entzündliche Prozesse im Körper. Flavonoide schützen auch die Blutgefäße und helfen dabei, in den Organismus eintretende Bakterien und Viren zu unterdrücken.

◈ **Gerbstoffe** werden von Pflanzen genutzt, um sich vor Fraßfeinden zu schützen. Sie verhelfen auch dem Menschen zu mehr Widerstandsfähigkeit, da sie Krankheitserregern den Nährboden entziehen. Sie wirken entzündungshemmend, schmerz- und juckreizmildernd, blutstillend, stopfend, schweißhemmend und entgiftend.

◈ **Ätherische Öle** riechen nicht nur besonders gut, sondern können dem Körper gezielt bei der Abwehr helfen, da sie eine entzündungshemmende, desinfizierende und antimikrobielle Wirkung haben. Bei entsprechender Qualität können sie äußerlich und innerlich angewendet werden, z. B. als Kosmetik, in Salben, als Trinkwasserzusatz oder zum Würzen von Speisen.

◈ **Phytosterole** verhindern aufgrund ihrer hemmenden Wirkung die Aufnahme von Cholesterin vom Dünndarm ins Blut.

◈ **Saponine** sind seifenähnliche Stoffe mit einer entzündungshemmenden, ödemausschwemmenden Funktion. Sie werden gerne bei Venenschwäche eingesetzt. Auf eine sensible Magenschleimhaut können sie reizend wirken.

◈ **Schleimstoffe** sind Pflanzenstoffe, welche Wasser aufnehmen und sich beruhigend auf die Schleimhäute auswirken.

Aufgrund dieser komplexen Zusammensetzungen und Wirkungsweisen in natürlicher Form können Heilpflanzen manchem gesundheitlichen Leiden vorbeugen und die eigenen Heilkräfte aktivieren. Die Natur bietet dir ein großes Spektrum an Möglichkeiten, deine Gesundheit und dein Wohlbefinden auf eine höhere Stufe zu heben und gibt dir die Chance, Alternativen zur klassischen Arznei zu finden. Oft wird schnell zur Pille gegriffen, um ein Symptom (wie z. B. Kopfschmerzen) in kürzester Zeit in den Griff zu bekommen. Die Auseinandersetzung mit der Heilkraft der Natur wird dich jedoch auf einen entschleunigten Weg führen, auf welchem du deinen Körper neu kennenlernen kannst und ihn mit natürlicher Arznei, wie den in diesem Buch beschriebenen Tinkturen, wieder zurück in seine Balance führst.

2.3 Die Kraft natürlicher Heilmittel

Obwohl die Nachfrage nach natürlichen Heilmitteln kontinuierlich steigt, da viele Menschen für sich beschlossen haben, Alternativen zur klassischen schulmedizinischen Behandlung zu nutzen, werden ihre Wirkungsweise und ihr Heilerfolg nach wie vor von vielen skeptisch betrachtet. Es ist die Rede vom sogenannten „Placeboeffekt", der erklären würde, warum auch natürliche Heilmittel bei unterschiedlichen Krankheitsbildern Erfolge bei der Behandlung zeigten. Mittlerweile beschäftigt sich auch die Wissenschaft ausführlicher mit den Wirkungsprinzipien von z. B. Homöopathie, Akupunktur und Phytopharmaka. Einige wenige Studien konnten zeigen, dass natürliche Heilmittel nicht nur aufgrund des Placeboeffektes wirken, sondern wegen ihres ganzheitlichen Ansatzes wirksam sind. Warum die Naturheilkunde und Pflanzenheilkunde diese Erfolge erzielen können, ist bis heute jedoch noch nicht eindeutig nachgewiesen. Die Zweifel der Wissenschaft können daher nur schwer belegt werden, da bisher nur wenig Kapital für entsprechende Forschungen bereitgestellt wurde. Nicht zuletzt deshalb, weil auf Naturheilverfahren keine Patente erteilt werden können.

Im Gegensatz zum schulmedizinischen Ansatz, der vor allem die Symptome lindern und bekämpfen möchte, zielt die Naturheilkunde darauf ab, die Selbstheilungskräfte des Körpers zu nutzen. Die Pflanzenheilkunde ist hierbei ein Teil der Naturheilkunde und fokussiert sich auf die heilende Wirkung der Pflanzen. Sie nutzt das alte Wissen der Vorfahren, welches den Menschen nicht rein physisch betrachtet, sondern auch Geist und Seele für das Wohlbefinden und die Gesundheit als wichtig erachtet. Denn heute wissen wir, dass der menschliche Körper nicht nur eine Ansammlung biochemischer Reaktionen und Organe ist, sondern auf Zellebene auch Emotionen, etablierte Gewohnheiten und das entsprechende Umfeld eine tragende Rolle spielen. Der Mensch forschte immer selbst am eigenen Körper, ob z. B. entsprechende Pflanzen einen Heilerfolg brachten oder nicht. Durch Versuch, Irrtum und Beobachtung wurde dieser Wissensschatz immer weiter aufgebaut und verfeinert. Es geht in der Essenz darum, Körper, Geist und Seele wieder in Harmonie zu bringen, denn Krankheit ist Ausdruck eines vorherrschenden Ungleichgewichtes. Viele Faktoren können dafür verantwortlich sein, wie z. B. Stress, zu wenig Bewegung, Umweltgifte, einseitige Ernährung, Beziehungsprobleme, Trauerphasen usw. Die Schwierigkeit bei chemischen Medikamenten ist es, dass sie dieses Ungleichgewicht noch verstärken können. Alle Vorgänge im Körper, mechanisch, physikalisch oder biochemisch, sind exakt aufeinander abgestimmt und darauf ausgelegt, mit Störungen (wie etwa einer Erkältung oder Entzündung) umgehen zu können. Ist das körperliche, geistige und seelische Gleichgewicht aber über einen längeren Zeitraum solchen Störungen ausgesetzt, werden Krankheiten Tür und Tor geöffnet. Die Naturheilkunde setzt dabei an, den Gesamtzustand des Menschen zu verbessern und alle Störfaktoren ausfindig zu machen und zu behandeln. Denn erst wenn diese angegangen werden, erhält der Körper seine Kraft zurück, um Krankheiten selbstständig heilen zu können. Schließlich ist das körpereigene Immunsystem genau darauf ausgerichtet, Erkrankungen abzuwehren und sich vor Bakterien und Viren zu schützen.

Naturheilkundler und Heilpraktiker haben sich darauf spezialisiert, mit ihren Patienten genau an diesen Punkten intensiv zu arbeiten. Dies erfordert eine aktive Mitarbeit und Übernahme der Verantwortung für die eigene Gesundheit und Gesunderhaltung. Diese Vorgehensweise rüttelt an dem Glaubenssatz, dass ein Arzt den Patienten heilen muss, indem er die richtige Diagnose stellt und das dafür passende Medikament verschreibt.

Natürliche Heilmittel bieten dir also den Vorteil, dass sie bei richtiger Dosierung besonders verträglich, sanft und trotzdem sehr effektiv sein können. Auch haben sie viel weniger bis keine Nebenwirkungen, was chemische Präparate nicht immer von sich behaupten können. Wie wirksam z. B. eine Pflanzentinktur ist, hängt von der Qualität der Pflanze, dem Ort, an dem sie wächst, und ihrer Verarbeitungsweise ab. Wenn du dich mit der Pflanzenheilkunde intensiver auseinandersetzt und damit auch mit deinem eigenen Befinden, deiner körperlichen und mentalen Verfassung und deinem Umfeld, holst du dir deine Verantwortung zurück, selbst enorm viel für deine Gesundheit tun zu können. Du hast die Möglichkeit, auf das alte Wissen der Schamanen und Pflanzenexperten zurückgreifen zu können, um am eigenen Leib zu erfahren, was dir guttut und dich individuell unterstützt. Das physiologische Gleichgewicht wird wiederhergestellt. Dein Körper will in jedem Moment heilen. Das kannst du bereits bei einem kleinen Schnitt in die Haut erfahren. Sofort beginnt die Heilung der Wunde und dein Körper arbeitet für dich, wenn er in seiner Heilkraft unterstützt und gestärkt wird. Dabei möchte dich die Kraft der natürlichen Heilmittel begleiten, sodass du lernst, deinem Körper neues Vertrauen zu schenken. Möchtest du gerne mit Pflanzentinkturen arbeiten, können sie deinem Körper entsprechende Reize setzen, um das Gleichgewicht der Körpersysteme wiederherzustellen, denn sie wirken sich mit ihren physikalischen, pflanzlichen und mineralischen Elementen ganzheitlich auf dich aus.

2.4 Vorteile und Grenzen naturheilkundlicher Verfahren

Wie bereits erwähnt, liegt der größte Vorteil einer naturheilkundlichen Behandlung oder Prävention darin, dass die pflanzliche Medizin besonders nebenwirkungsarm ist. Dies ist vor allem für chronisch kranke Patienten interessant, da sie oft über lange

Zeiträume hinweg Medikamente zu sich nehmen sollen. Die Einnahme chemischer Mittel kann über einen längeren Zeitraum zu Nebenwirkungen führen, die vor allem Leber und Nieren in Mitleidenschaft ziehen, da sie permanent damit beschäftigt sind, den Körper von Schadstoffen zu reinigen. In der Naturheilkunde gibt es viele verschiedene Ansätze, sodass jeder Mensch auch seinen Vorlieben entsprechend für sich wählen kann. Es ist also auch ein Erfahrungsweg, das für sich beste Verfahren zu finden bzw. es gemeinsam mit einem geschulten Therapeuten herauszufinden. Jeder Mensch ist so individuell in seiner Konstitution, dass *die eine* Ernährungsweise, *die eine* Heilpflanze und *die eine* Sportart nicht allen gerecht werden könnte. Ist das Beschwerdebild eines Menschen erst einmal klar, gibt es die Möglichkeit, das passendste Angebot für sich auszuwählen. Als besonders hilfreich und beliebt haben sich die Methoden der Akupunktur und Akupressur, Homöopathie, Bachblüten, Heilfasten, Aroma- und Pflanzentherapie hervorgetan.

Der naturheilkundliche Ansatz gilt als eine sehr wirkungsvolle Ergänzung zur schulmedizinischen Behandlung und steht nicht in Konkurrenz zu dieser. Die Naturheilkunde hat ihre Grenzen, vor allem dann, wenn es sich um akute Verletzungen, schwere Krankheitsverläufe und lebensbedrohliche Infektionen etc. handelt. Pflanzenmedizin braucht ihre Zeit und eine kontinuierliche Anwendung, bis sie ihre Kraft entfalten kann. Sie kann aber, nach Rücksprache mit dem behandelnden Arzt oder Heilpraktiker, ergänzend eingesetzt werden, um die Selbstheilungskräfte zu aktivieren und Symptome, auch solche, die von Nebenwirkungen chemischer Medikamente herrühren, abzumildern.

Eine weitere Grenze kann die Finanzierung solcher Behandlungen sein, denn viele Krankenkassen übernehmen die Kosten für Naturheilverfahren nicht. Es ist daher wichtig, sich vorher bei der Versicherung zu erkundigen, welche Verfahren übernommen werden. Es gilt, Prioritäten zu setzen und zu überlegen, wie eine

Finanzierung möglich sein kann, um der eigenen Gesundheit den Vorrang zu geben. Sinnvoll könnte hierfür ein eigens dafür angelegtes Sparkontingent sein, aus welchem dann Behandlungen oder natürliche Heilmittel bezahlt werden können. In diesem Buch erfährst du aber auch Möglichkeiten, wie du die Pflanzenvielfalt vor deiner Haustür nutzen kannst, um so preiswerte, aber wirksame Pflanzentinkturen selbst herstellen zu können.

2.5 Das alte Wissen über Heilpflanzen

Der Begriff der Naturheilkunde ist erst im 19. Jahrhundert, u. a. durch die Arbeit von Sebastian Kneipp, entstanden. Unter Einbezug vieler anderer Verfahren, wie z. B. der Traditionellen Chinesischen Medizin (kurz TCM), wurde der Grundstein für die Naturheilkunde gelegt, die sich aktuell immer weiterentwickelt und wieder mehr in den Fokus der Menschen gelangt.

In der Geschichte des Menschen war es immer selbstverständlich, dass die Natur dem Menschen als Medizin dient. Bereits vor Tausenden von Jahren führten Menschen Operationen durch und nutzten verschiedene Mittel der Natur, um Wunden zu desinfizieren, zu betäuben und die Wundheilung zu beschleunigen. Archäologische Funde in Peru, China und Afrika bezeugen, dass diese operativen Eingriffe überwiegend erfolgreich verliefen.

Mit der Zeit begann man dieses Wissen über Heilpflanzen auch schriftlich festzuhalten. Es kristallisierten sich Menschen heraus, die sich dem Thema Naturheilkunde mit voller Leidenschaft widmeten und so die ersten Mediziner für ihren Stamm darstellten. Als Begründer der modernen Medizin gilt bis heute Hippokrates (460 v. Chr. – 370 v. Chr.), weshalb noch heute Ärzte den hippokratischen Eid schwören. Im Mittelalter beschäftigten sich vor allem die Mönche und Nonnen mit der entstandenen Literatur über Naturheilverfahren. Es entstanden in dieser Zeit wunderschöne Klostergärten und das Wissen über die Heilkräuter konnte über Generationen hinweg weitergegeben werden. Herausragend ist hier vor allem die Mystikerin Hildegard von Bingen (1098 – 1179 n. Chr.) mit ihren heilkundlichen Niederschriften und Rezepten.

Neben den Dorfdruiden und Schamanen unterschiedlichster Kulturen setzten sich vor allem Frauen intensiv mit den Möglichkeiten der Heilpflanzen auseinander. Während des Mittelalters wurde dies leider vielen von ihnen zum Verhängnis, da diese Tätigkeit als Magie verschrien und als Hexerei verfolgt wurde. Beinahe wäre dies ein gravierender Einschnitt in der Geschichte der Pflanzenheilkunde gewesen, welcher verhindert hätte, dass sich das Wissen weiterverbreiten konnte. Doch der Wissensschatz ging nicht verloren und fand/findet immer wieder begeisterte Menschen, die ihn weitertragen wollen.

Vielleicht durftest du in deiner Familie schon erfahren, wie interessant es ist, wenn ältere Generationen ihr Wissen unmittelbar weitergeben; aus erster Hand sozusagen. Vor allem die Großmütter lebten das Verständnis der Naturheilkunde weiter, legten bei Bauchschmerzen die Hand auf, sprachen einen Spruch oder kochten einen Kräutertee mit Pflanzen aus dem Garten. Sie handelten aus einer weiblichen Intuition heraus und konnten durch ihre Liebe und Zuwendung so manchen Schmerz schnell stillen. Diese weibliche Intuition, welche dabei half, das richtige Kraut gegen Beschwerden zu finden, spielte schon immer eine große Rolle. Waren es doch die Frauen, die losgingen und Wildkräuter sammelten, während die Männer beim Jagen waren. Auch kümmerten sie sich um die Gärten, säten und ernteten die Nahrungs- und Heilpflanzen. In der Gemeinschaft waren es die Frauen, die sich um die Kinder, Kranken und Alten kümmerten. Das Wissen über die Heilkraft der Pflanzen wurde innerhalb der Frauengruppe weitergegeben und gepflegt. Die Frauen verstanden es, aus den Heilkräutern verschiedene Heilmittel herzustellen, die den Kranken helfen konnten. Sie sammelten und trockneten Kräuter für Teemischungen, legten sie in Honig oder Essig ein, nutzten sie zum Backen, rührten Salben und setzten Kräuteröle und Tinkturen an oder verräucherten getrocknete Pflanzen. Überliefert wurden auch Sprüche und Gebete, welche die Herstellung und Behandlung begleiteten. Die Frauen wandten sich an geistige Wesenheiten und an die Seele der Pflanze, damit sie ihre bestmögliche Wirkung erzielen konnte. Im Rahmen kleiner Rituale wurde so die Heilanwendung zelebriert.

Etwa seit dem 18. Jahrhundert wendet man sich der Pflanzenheilkunde auch wissenschaftlich zu. Zu dieser Zeit begannen Botaniker, die Heilpflanzen zu benennen und zu klassifizieren. Bereits im 19. Jahrhundert wurde es dann möglich, einzelne Bestandteile der Pflanzen chemisch zu isolieren, sodass sich das Wissen über die Heilpflanzenwelt Schritt für Schritt vergrößerte. Aus der anfänglichen traditionellen Erfahrungsheilkunde wurde nun eine rationale Phytotherapie. Das Interesse, Heilpflanzen intensiver zu untersuchen und die Wirkstoffe zu dokumentieren, erfährt immer mehr an Bedeutung und findet seinen Weg zurück in die Gesellschaft. Kräutertees, Ringelblumensalbe und Echinacea zur Stärkung des Immunsystems sind nur einige Heilpflanzenprodukte, die mittlerweile wieder Einzug in die Hausapotheke halten.

$$\text{—————} \quad \textbf{3} \quad \text{—————}$$

Verwandle Heilpflanzen in Tinkturen

Eine sehr beliebte und einfache Möglichkeit, um die Kräfte der Heilpflanzen für den Körper verfügbar zu machen, ist das Erstellen einer Tinktur. Zwar braucht es ein wenig Zeit und Geduld, bis eine Tinktur zur Verwendung bereit ist, sie zu erstellen ist aber sehr einfach. Die folgenden Kapitel möchten dir zunächst aufzeigen, was Heilpflanzen überhaupt sind, welche ihrer Bestandteile du für eine Tinktur nutzen kannst. Zudem erfährst du grundlegend, was eine Tinktur ist und wie du sie herstellen kannst.

3.1 Was sind Heilpflanzen?

Nicht alles, was in unserer Natur wild wächst, ist für Menschen und Tiere bekömmlich, ja gar heilend. Daher ist es zu Beginn wichtig, sich ein Basiswissen über Heilpflanzen anzueignen. Unter einer Heilpflanze versteht man eine Pflanze, die bestimmte Wirkstoffe enthält, die für Heilzwecke, zur Linderung oder Vorbeugung verwendet werden können. Sie sollen dem Menschen sowie auch Tieren dabei helfen, die Gesundheit zu erhalten und zu verbessern.

Die Pflanze hat die Möglichkeit, sehr viele verschiedene chemische Substanzen herzustellen, welche wichtige Funktionen übernehmen, wie z. B. sie vor Angreifern zu schützen. Diese Arzneipflanzen können innerlich oder auch äußerlich angewendet werden und mithilfe dieser Phytochemikalien eine positive Wirkung auf die Gesundheit haben. Mittlerweile konnten mindestens 12.000 chemische Verbindungen in Pflanzen entdeckt und isoliert werden. Doch man geht davon aus, dass dies lediglich 10 % der wirklich existierenden Wirkstoffe darstellt. Vor allem Pflanzen, die besonders stark riechen und bitter schmecken, galten schon in der Geschichte der Pflanzenheilkunde als sehr wirksame Heilpflanzen. Wie hoch die Konzentration an Wirkstoffen ist, schwankt in Pflanzen natürlich stärker als bei chemischen Substanzen, welche im Reagenzglas gemischt werden. Einige der modernen Arzneimittel, welche industriell hergestellt werden, haben ihren Ursprung in pflanzlichen Wirkstoffen. Als wohl bekanntestes Medikament ist hier das Aspirin zu nennen. Der Hauptwirkstoff Acetylsalicylsäure wurde über Jahrhunderte hinweg aus der Weidenbaumrinde gewonnen und gilt als schmerzstillend.

Es ist sehr wichtig zu wissen, dass manche Pflanzen giftig sind und je nach verabreichter Dosis leichte bis starke Nebenwirkungen bzw. Vergiftungserscheinungen haben können. In der Naturheilkunde finden Wildpflanzen, aber auch speziell angepflanzte Kräuter ihre Verwendung. Von den Heilkräutern und Heilpflanzen dienen verschiedene Bestandteile, wie z. B. Blüten, Blätter, Sprossteile, Früchte und Beeren oder Wurzeln, als Phytopharmaka, also als pflanzliche Arzneimittel.

In Deutschland werden mittlerweile 30 % der Heilpflanzen aus kultiviertem Anbau genutzt, 70 % werden durch Wildpflanzen abgedeckt. Der Anteil der Wildpflanzen ist daher höher, da die Kosten geringer sind und ihnen auch eine höhere Wirksamkeit zugesagt wird. Weltweit werden mittlerweile über 50.000 verschiedene Heilpflanzen für Medikamente genutzt und die Zahlen werden in Zukunft noch steigen. Im Gegenzug bedeutet dies auch, dass vermehrt darauf geachtet werden muss, dass das Thema Nachhaltigkeit auch eine Rolle in der Pflanzenheilkunde spielen muss. Bei den Heilpflanzen handelt es sich um wichtige Ressourcen, die einen wichtigen Beitrag zur biologischen Vielfalt leisten. Es gibt mittlerweile Heilpflanzen, die vom Aussterben bedroht sind, sodass immer mehr Standards berücksichtigt werden müssen, um diese Wildpflanzen zu schützen und nachhaltig nutzen zu können. Fairer Handel, ökologischer Anbau und soziale Projekte stehen daher immer dringlicher auf der Agenda der naturheilkundlichen Industrie.

3.2 Wichtige Pflanzenbestandteile für Tinkturen

Jede Heilpflanze besteht aus verschiedenen Pflanzenbestandteilen, welche du für deine Tinkturen benutzen kannst. In den jeweiligen Rezepten kannst du genau nachlesen, welche von ihnen sich besonders gut zur Herstellung einer Tinktur eignen. Allgemein ist es so, dass es möglich ist, frische, aber auch getrocknete Pflanzenteile zu verwenden. Bei frischen Heilpflanzen solltest du darauf achten, dass sie nicht zu feucht sind, z. B. vom Morgentau oder Regen. Tupfe sie dann behutsam ab oder lasse sie an der Luft etwas trocknen. Tinkturen werden mit Alkohol oder dazu alternativen Flüssigkeiten, wie z. B. Essig, angesetzt. Bei Verwendung nicht alkoholischer Flüssigkeiten handelt es sich dem Namen nach zwar nicht mehr um eine Tinktur, aber die Mischungen verfügen trotzdem über eine ausreichende Konzentration der Pflanzenwirkstoffe. Verwendest du frische Pflanzen für eine Tinktur (Urtinktur), kann der noch vorhandene Wasseranteil in ihnen dazu führen, dass der Gesamtalkoholgehalt herabgesetzt wird, sodass du einen höheren Alkoholanteil wählen solltest.

Je nach verwendeter Heilpflanze können die Wurzeln, Blätter, Stängel und Blüten für eine heilsame Tinktur eingelegt werden. Es gibt aber auch Rinden und Samen, die eine positive Wirkung auf den menschlichen Organismus haben und als Grundlage einer speziellen Tinktur verwendet werden. Tipps zum Sammeln, Lagern und Verarbeiten der Pflanzenteile erhältst du am Ende des Buches.

Die nachfolgende Übersicht soll dir bereits einen kleinen Einblick vermitteln, welche Bestandteile der Pflanzen Verwendung finden können:

Bäume	Sträucher	Kräuter	Blumen	Kletten	Gemüse
➤ Blätter	➤ Blätter	➤ Blätter	➤ Blätter	➤ Blätter	➤ Blätter
➤ Nadeln	➤ Knospen	➤ Knospen	➤ Knospen	➤ Knospen	➤ Blüten
➤ Knospen	➤ Blüten	➤ Blüten	➤ Blüten	➤ Blüten	➤ Samen
➤ Blüten	➤ Samen	➤ Samen	➤ Samen	➤ Samen	➤ Wurzeln
➤ Rinde	➤ Beeren	➤ Wurzeln	➤ Wurzeln	➤ Wurzeln	➤ Knollen

3.3 Was ist eine Tinktur?

Tinkturen hatten sich schon in der Geschichte als potentes Heilmittel bewährt. Eine der ersten Quellen, in welcher Tinkturen als Präparat zur Linderung und Heilung von Krankheitssymptomen beschrieben wurde, ist in den naturwissenschaftlichen Schriften des Aristoteles zu finden. Über die Jahrhunderte hinweg lässt sich die Verwendung dieser Heilpflanzenessenzen nachverfolgen. So verschrieb auch Paracelsus im 15. Jahrhundert seine Heiltinkturen mit großem Erfolg.

Unter einer Tinktur versteht man einen flüssigen Auszug aus Heilpflanzen, welcher aufgrund seiner Konzentration wirksamer ist als z. B. ein Teeaufguss. Mithilfe einer Flüssigkeit, wie z. B. Alkohol oder Essig, werden die Wirkstoffe der Pflanzen extrahiert und gehen in die Tinktur über. Die Flüssigkeit dient aber auch dazu, die Naturheilstoffe für eine lange Zeit zu konservieren. Man nennt dieses Verfahren der Herstellung einer Tinktur auch Mazeration (lat. macerare, einweichen) oder Perkolation (lat. percolare, durchsickern). Diese beiden Herstellungsverfahren haben sich über die jahrhundertelange Geschichte der Pflanzenheilkunde und ihrer weltweiten Anwendung als die wichtigsten Verfahren herauskristallisiert.

Bei der Mazeration werden zerkleinerte Pflanzenbestandteile in das Extraktionsmittel eingelegt und müssen dort für eine gewisse Zeitspanne ruhen. Bei der Perkolation werden die Wirkstoffe aus den zerkleinerten Kräutern im fließenden Alkohol extrahiert. Bei beiden Verfahren werden die wasserlöslichen und fettlöslichen Wirkstoffe der Pflanzen herausgelöst. Der verwendete Alkohol macht die Tinktur nicht nur auf natürliche Weise haltbar, sondern unterstützt auch die zuverlässige Aufnahme der Pflanzenwirkstoffe über die Schleimhäute. Beide Vorgänge haben gemeinsam, dass es mindestens zehn Tage dauert, bis die ideale Extraktion erreicht wurde. Zum Schluss werden die Pflanzenteile, also die Feststoffe in der Flüssigkeit, durch Pressen und Filtern entfernt. Das so entstandene „Mazerat" darf dann noch ein paar Tage ruhen, bis es zur Anwendung bereitsteht.

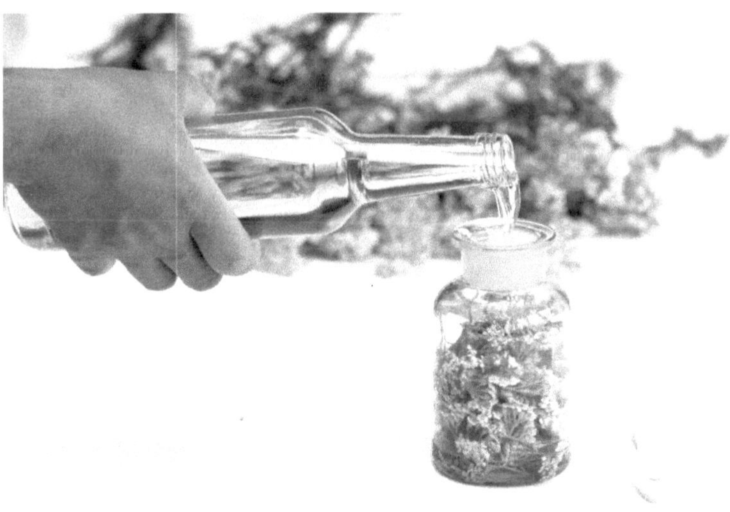

Man unterscheidet bei den Tinkturen zwischen einer einfachen Tinktur (lat. tinctura simplex), bei welcher lediglich eine Pflanze benutzt wird, und einer zusammengesetzten Tinktur (lat. tinctura composita), bei der mehrere Pflanzen kombiniert werden. Dafür werden entweder frische oder getrocknete Pflanzen verwendet. Wird eine Tinktur aus einer Frischpflanze hergestellt, handelt es sich um eine sogenannte „Urtinktur" (lat. tinctura materna). Sie ist das Ausgangsmaterial für anschließende homöopathische Verdünnungen (Potenzierung). Neben der Mazeration, bei welcher es sich um eine Kaltextraktion handelt, gibt es noch die Möglichkeiten, die Wirkstoffe der frischen Heilpflanze durch Wärmebehandlungen (Digestion), Aufgüsse (Infusionen), Abkochungen (Dekokte) oder Fermentationen zu gewinnen. Nur in Ausnahmefällen wird eine Urtinktur aus getrockneten Pflanzenteilen gewonnen.

Nach dem Europäischen Arzneibuch gelten nur Pflanzenauszüge, die mit Ethanol (also allgemeinsprachlich Alkohol) erstellt wurden, als eine Tinktur. Doch die pflanzlichen Wirkstoffe lassen sich auch mithilfe von Wasser, Öl oder Essig herauslösen. Auch diese Mischungen besitzen viele wichtige Wirkstoffe der Heilpflanze und können über einen längeren Zeitraum haltbar gemacht werden. Die Extraktion geschieht sehr ähnlich wie bei den alkoholischen Tinkturen.

Tinkturen dienen hauptsächlich der innerlichen Anwendung, sodass die Wirkstoffe der Heilpflanzen ihre unterstützende Kraft im Körper optimal entfalten können. Da es sich um eine sehr konzentrierte Essenz handelt, sollte sie mit etwas Wasser verdünnt werden. Die Darreichung von Tinkturen sollte regelmäßig über den Tag verteilt stattfinden, damit die Heilpflanze immer wieder einen kleinen Reiz auf das Körpersystem ausüben kann. In der Regel werden 3-mal täglich 20 Tropfen verdünnt eingenommen. Da die Verdauung bereits im Mund beginnt und die Heilstoffe über die Schleimhaut aufgenommen werden, sollte die verdünnte Tinktur ein bis zwei Minuten im Mundraum behalten werden, bis sie geschluckt wird.

Tinkturen können aber auch sehr unterstützend in ihrer äußerlichen Anwendung sein. In verdünnter Form können mit ihnen Umschläge, Wickel oder Einreibungen der Haut die Linderung und Selbstheilung positiv beeinflussen. Mit Heilpflanzentinkturen lassen sich auch weitere Pflanzenprodukte herstellen, wie z. B. Zahncremes, Mundwasser, Salben und Hautcremes.

3.4 Tinkturen Grundrezept

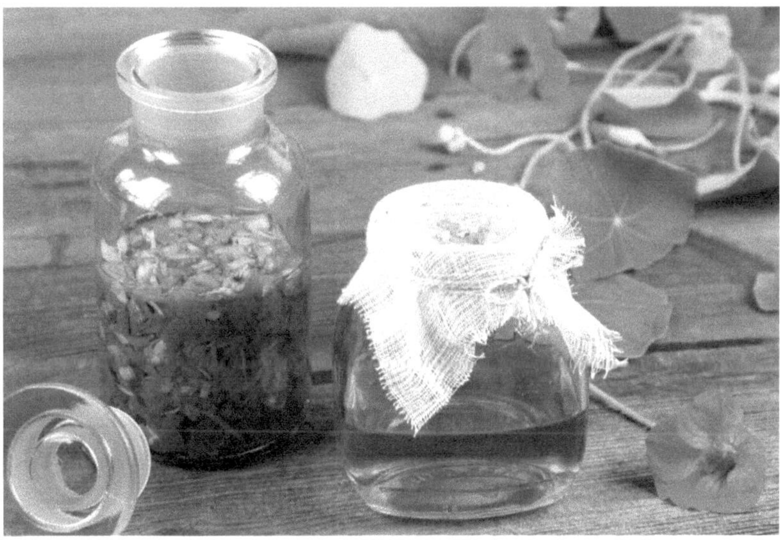

Die Basis einer Tinktur ist immer gleich aufgebaut. Du brauchst dafür frische oder getrocknete Heilpflanzen, Alkohol, ein Schraubglas und ein bisschen Geduld.

Beginnen wir bei der Auswahl des Alkohols. Je nachdem, welche Pflanzenbestandteile du für die Tinktur verwenden möchtest, wird der Prozentgehalt des Alkohols bestimmt. Der Alkoholgehalt entscheidet auch darüber, welche Wirkstoffgruppen sich aus den Heilpflanzen lösen lassen.

Am einfachsten lösen sich die Schleimstoffe und Saponine mit 18- bis 35-prozentigem Alkohol aus den Pflanzen. Die (für die Verdauung und Leberfunktion so wichtigen) Bitterstoffe und Flavonoide lösen sich mit einem Alkoholgehalt von 35 bis 50 % aus den Pflanzen. Um auch die ätherischen Öle der Heilpflanzen zu extrahieren, braucht es sehr starken Alkohol mit einem Gehalt von 50 bis 70 %.

Möchtest du eine Tinktur aus Blüten und Blättern herstellen, empfiehlt sich z. B. ein Obstler oder Doppelkorn mit einem Alkoholgehalt von mindestens 38 bis 45 %. Diese Tinktur kannst du äußerlich und innerlich anwenden.

Für Tinkturen mit Wurzeln, Samen und Rinden benötigst du stärkeren Alkohol mit mindestens 46 bis 60 %, um die wichtigen Inhaltsstoffe herauslösen zu können.

Wenn du beschließt, eine Tinktur ausschließlich für die äußerliche Anwendung herzustellen, wie z. B. aus Fichtennadeln und Fichtenharz, kannst du auch stärkere alkoholische Flüssigkeiten mit 70 bis 80 % nutzen, die für eine innere Anwendung nicht vorgesehen sind.

Die Faustregel für eine Tinktur lautet: Auf einen Teil Pflanzen kommen fünf bis zehn Teile Alkohol (1:5 Verhältnis).

Dein Grundrezept könnte also wie folgt aussehen:

Grundrezept Tinktur:

Du brauchst:

- entsprechende Anzahl von Schraubgläsern (z. B. Marmeladengläser) für 1 Liter Flüssigkeit, idealerweise vorher sterilisiert

- 200 g getrocknete Pflanzenteile oder 250 g frische, angewelkte Heilpflanzen

- 1 Liter hochprozentigen Alkohol, mindestens 38 % Alkoholgehalt (Korn, Wodka)

- Tropfflaschen aus Braunglas

- Kaffee-Filtertüten

Vorgehensweise:

- Zerkleinere, wenn nötig, die Pflanzenbestandteile so, dass du sie passend in deine Schraubgläser füllen kannst.

- Fülle dann die Schraubgläser mit dem gewählten Alkohol auf.

- Verschließe die Gläser und stelle sie an einen dunklen Ort (außer Arnika, Johanniskraut, Blutwurz, sie brauchen Sonnenlicht).

- Idealerweise herrscht an diesem Lagerort eine Zimmertemperatur von etwa 25 °C.

- Je stärker die Pflanzen zerkleinert wurden und je wärmer die Auszugstemperatur ist, desto kürzer ist die Auszugsdauer. Sie kann variieren von mindestens zwei bis zu vier Wochen. Notiere dir unbedingt das Datum des Ansetzens, damit du bei mehreren Tinkturen nicht durcheinanderkommst.

◈ In der Volksmedizin wird empfohlen, eine Tinktur einen Mondzyklus lang, also vier Wochen, ziehen zu lassen.

◈ Schüttle die Gläser täglich. Damit unterstützt du das Extrahieren der Pflanzenwirkstoffe. Und achte darauf, dass alle Pflanzenteile mit Alkohol bedeckt sind, um Schimmelbildung zu vermeiden.

◈ Ist der Tag gekommen, die Tinktur fertigzustellen, wird die Flüssigkeit durch eine Kaffee-Filtertüte gegeben und so von den Pflanzenrückständen befreit.

◈ Idealerweise bewahrst du deine Tinktur entweder in einer Tropfflasche aus Braunglas auf, oder du stellst die Abfüllung an einen dunklen Ort.

◈ Die Heilkraft dieser Tinktur hält nun für ca. 2 Jahre.

Anwendung und Dosierung der Tinktur:

◈ **Innerlich angewendet**: Erwachsene können täglich 1- bis 3-mal 20 bis 40 Tropfen mit Wasser verdünnt einnehmen. Es empfiehlt sich, die verdünnte Tinktur vor den Mahlzeiten einzunehmen und etwa eine Minute im Mundraum zu belassen, damit die Wirkstoffe über die Schleimhaut optimal aufgenommen werden können. Bei empfindlichem Magen oder gereizter Magenschleimhaut ist von einer Einnahme abzuraten bzw. sollte diese nicht auf nüchternen Magen erfolgen. Zudem sollte die Tinktur sehr stark verdünnt werden.

◈ **Äußerlich angewendet**: Verdünne die Heiltinktur mit Wasser und trage sie auf betroffene Körperstellen auf. Vorsicht ist geboten bei empfindlicher Haut. Hier kann es zu Unverträglichkeiten, wie z. B. Brennen, Rötungen oder Ausschlag, kommen. Dann ist die Behandlung sofort zu stoppen und ein Arzt aufzusuchen, um diese allergischen Reaktionen abklären zu lassen. Da Alkohol die Haut stark austrocknen kann, ist nach einer äußerlichen Tinkturbehandlung immer zu empfehlen, die Hautstellen anschließend mit hautfreundlichem Öl, wie z. B. Mandelöl, zu versorgen.

◈ Da die Tinktur mit Alkohol angesetzt wurde, ist für Kinder eine alkoholfreie Variante angeraten.

4

Einfache Rezepte für alltägliche Helfer

Die nachfolgenden Rezepte für einfache Heilpflanzentinkturen, also mit lediglich einer Pflanze, möchten dich mit ersten Schritten in die Welt der Tinkturen begleiten. Die Pflanzen sind so ausgewählt, dass du viele von ihnen kennst und sie leicht selbst sammeln oder im Garten kultivieren kannst. Auch wenn du keinen Zugang zu Wildkräutern hast, wirst du sie in getrockneter Form leicht in einem Reformhaus oder im Online-handel beziehen können. Mit diesen folgenden zehn Tinkturen hast du bereits eine Bandbreite von Helfern, die dich im Alltag begleiten werden. Ihre unterschiedlichen Wirkungsweisen unter-stützen dich dabei, körperlich, geistig und seelisch gesund zu blei-ben. Auch können sie bereits bestehende Symptome lindern und deine körpereigenen Heilkräfte stärken.

4.1 Salbeitinktur

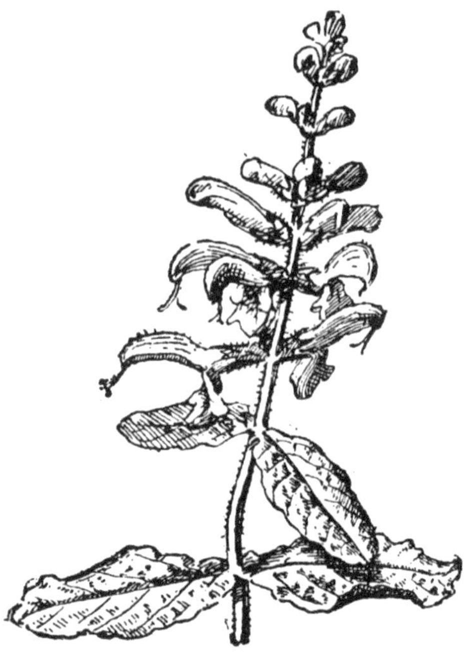

Viele lieben den mediterranen Duft und Geschmack der filzig-graugrünen Blätter des Salbeis, erinnert er doch an laue Sommernächte und genussvolles Essen. In allen Kulturen und Zeiten wurde das beliebte Mittelmeerkraut für Heilzwecke genutzt und gilt daher als die Mutter aller Heilpflanzen. Das zeigt auch sein lateinischer Name, denn darin steckt das Wort salvare, was übersetzt „heilen" bedeutet. Salbei (Salvia officinalis) hat viele positive Eigenschaften, wenn es darum geht, die Gesundheit zu stärken. Gerne werden seine Wirkstoffe bei Halsschmerzen und übermäßigem Schwitzen eingesetzt. Salbei ist eine sehr robuste Heilpflanze und daher leicht im Garten oder in Töpfen anzupflanzen. Wild wachsend findet man den Halbstrauch hauptsächlich an der Adria, in Südfrankreich und Griechenland. Er liebt trockene, sandige und steinige Böden und sonnige Plätze. Im Frühsommer blüht er besonders schön mit violetten Lippenblüten und lockt so die Bienenvölker an. Für eine Salbeitinktur können die Blätter und Blüten verwendet werden. Um in den Genuss der heilenden Wirkstoffe zu kommen, sollten Salbeiblätter nicht länger als ein Jahr aufbewahrt werden.

Für eine Tinktur eignet sich der Salbei hervorragend, weil er den Körper aufgrund seiner entzündungshemmenden, adstringierenden und antibakteriellen Wirkung ganzheitlich unterstützt, mit Bakterien, Viren und Entzündungsreaktionen zurechtzukommen. Abstillenden Müttern hilft der Salbei, die Milchmenge allmählich zu reduzieren und so Brustentzündungen zu vermeiden. Bei übermäßigem Schwitzen, z. B. während der Wechseljahre, kann eine Behandlung mit Salbei die Hitzewallungen vermindern. Besonders wirksam erweist sich diese Heilpflanze auch bei Entzündungen am Zahnfleisch und im Rachenraum. Eine verdünnte Salbeitinktur kann als Zahnspülung oder zum Gurgeln benutzt werden, um Entzündungsschmerzen zu beruhigen und zu lindern. Seine krampflösenden Eigenschaften unterstützen bei Verdauungsbeschwerden, Magendruck, Völlegefühl und Blähungen. Auch bei Harnwegsentzündungen kann Salbei beruhigend und schmerzlindernd wirken. Als Frühjahrskur empfiehlt sich Salbei auch besonders, da er blutreinigend wirkt. Bricht die Erkältungszeit an, hilft die Salbeitinktur dabei, die Atemwege aufgrund seiner schleimabführenden Wirkung zu befreien.

Eine Salbeitinktur ist besonders kraftvoll und einem Salbeiaufguss vorzuziehen, da sich erst in der Alkohollösung das ätherische Öl Thujon löst, welches maßgeblich für die desinfizierende Wirkung des Salbeis verantwortlich ist.

Die Salbeitinktur sollte nicht länger als zwei bis vier Wochen angewandt werden. Bei körperlichen Reaktionen (wie Allergien,

Schwindel, Hitzegefühl oder Herzrasen) ist die Salbeiessenz sofort abzusetzen. Für Kleinkinder, Schwangere und Stillende ist die Einnahme nicht empfohlen.

Rezept Salbeitinktur:

- ◈ Koche zur Desinfektion das Schraubglas ab, welches du für deine Tinktur nutzen möchtest.

- ◈ Fülle es jetzt mit getrockneten oder angetrockneten, klein geschnittenen Salbeiblättern.

- ◈ Übergieße die Blätter nun mit hochprozentigem Alkohol von mindestens 40 %, bis das Glas fast voll ist.

- ◈ Verschließe das Glas und stelle es an einen dunklen Ort mit Zimmertemperatur.

- ◈ Notiere dir das Datum des Ansetzens der Tinktur. Vielleicht möchtest du auch das Schraubglas kennzeichnen, sodass du weißt, welche Heilpflanzen darin enthalten sind.

- ◈ Während der nächsten drei bis vier Wochen, in denen der Salbei durchzieht, schüttelst du das Glas regelmäßig, um das Herauslösen der Wirkstoffe zu unterstützen.

- ◈ Ist die Tinktur fertig, gießt du den Inhalt des Schraubglases vorsichtig in einen Kaffeefilter und fängst die Flüssigkeit in einem Braunglas auf.

- ◈ Notiere dir das Abfülldatum, damit du sicher weißt, wie lange du die Tinktur nutzen kannst (Wirkzeit etwa zwei Jahre).

4.2 Löwenzahnwurzeltinktur

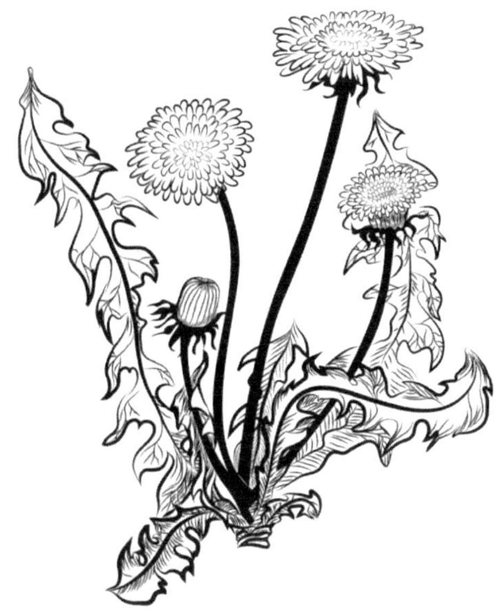

Der Löwenzahn gehört zu den Korbblütlern und damit zur selben Pflanzenfamilie wie die Ringelblume, die Sonnenblume oder auch das Gänseblümchen. Sobald der Frühling beginnt, tauchen die leuchtend gelben Blütenköpfe des Löwenzahns überall auf. Leider wird er oft lediglich als Unkraut gesehen und seine besondere Heilkraft nicht genutzt. Doch handelt es sich hierbei um eine der widerstandsfähigsten Pflanzen, von deren Kraft und Stärke auch der Körper profitieren kann. Denn Löwenzahn ist eine Pflanze, die sogar stärksten Sonneneinstrahlungen standhält und auf kargstem Boden, ja sogar in Asphaltritzen erblüht. Löwenzahn (Taraxacum officinale) kommt in allen Zonen mit gemäßigtem Klima vor und liebt Wiesen, lichte Wälder und Wegränder. Von März bis Oktober ist die Blütezeit des Löwenzahns. Dieser besonders leicht zu findenden Heilpflanze werden antibakterielle und entzündungshemmende Eigenschaften zugeschrieben. Auch besitzt sie viele Vitamine und Mineralstoffe zur allgemeinen Stärkung des Körpers. Ihre Wirkstoffe beleben und helfen gerade in Phasen, in denen man sich besonders müde und ausgelaugt fühlt. Löwenzahn enthält einen hohen Anteil an Bitterstoffen, was ihn so gesund für Magen, Darm, Galle und Leber macht. Auch ist er für seine harntreibende Wirkung bekannt. Löwenzahn besitzt eine reinigende Wirkung, weshalb diese Tinktur bei Reinigungskuren sehr unterstützend wirken kann. Damit die Bitterstoffe ihre wohltuende Wirkung auf das Verdauungssystem entfalten können, sollte die Tinktur nicht in Kombination mit Zucker eingenommen werden. Eingenommen werden fünf bis zehn Tropfen der Tinktur vor den Mahlzeiten, wenn möglich nur leicht verdünnt.

Die Einnahme der Löwenzahnwurzeltinktur sollte auf keinen Fall erfolgen, wenn chronische Leberleiden, infektiöse Lebererkrankungen, entzündliche Gelenkerkrankungen, Diabetes oder Gallensteine vorliegen. Auch Schwangere, Stillende und Kinder nehmen die Löwenzahnwurzeltinktur nicht ein. Im Zweifelsfall halte bitte Rücksprache mit einem Arzt oder Heilpraktiker.

Zur Herstellung dieser Tinktur brauchst du die Wurzeln des Löwenzahns. Sie wurden in der Geschichte der Pflanzenheilkunde erwähnt als Naturheilmittel bei Verdauungsproblemen, hohen Cholesterinwerten, Arthrose, Appetitlosigkeit und Müdigkeit. Wenn sich der Sommer dem Ende zuneigt, ziehen sich die Pflanzensäfte in die Wurzeln zurück, sodass sich die heilenden Wirkstoffe darin besonders konzentrieren. Daher sind sie für eine Tinktur vorzuziehen, da die Wurzeln eine stärkere Wirkung als die Blüten und Blätter haben. Es gibt also zwei Zeitpunkte im Jahreskreislauf, an denen du die Löwenzahnwurzeln ernten solltest: Im Herbst, bevor sich die Blätter des Löwenzahns wieder zurückziehen, und im Frühling, bevor er blüht. Lockere dafür die Erde um die Pflanze herum auf (z. B. mit einer Gabel) und versuche, die Wurzel aus der Erde zu ziehen. Eventuell musst du dich auch eines Spatens oder einer Handschaufel bedienen, wenn der Boden besonders fest ist. Die Wurzel des Löwenzahns kann bis zu zwei Meter tief in die Erde reichen, sodass du vielleicht nicht die gesamte Wurzel ernten kannst. Vermeide, dass die geerntete Wurzel zu stark dem Sonnenlicht ausgesetzt wird, da dadurch wichtige Wirkstoffe verloren gehen können. Wickle sie einfach schnell in ein Tuch, oder wähle die Morgen- oder Abendstunden für deine Ernte. Lass die Löwenzahnwurzeln über Nacht trocknen, sodass du die angetrocknete Erde gut mit einem Tuch entfernen kannst. Sollte Erde hartnäckig an den Wurzeln haften, kannst du sie unter kaltem, fließendem Wasser abwaschen. Lagere die Wurzeln anschließend dunkel und trocken, aber nicht zu lange, bevor du sie für deine Tinktur verwendest.

Rezept Löwenzahnwurzeltinktur:

◈ Schneide die frischen, gereinigten Löwenzahnwurzeln in feine Scheiben und befülle damit ein sauberes Schraubglas bis zu zwei Drittel.

◈ Möchtest du alle Wirkstoffe aus den Wurzeln lösen, empfiehlt sich ein 70-prozentiger Alkohol. Da es sich um eine Wurzel handelt, reicht eine Flüssigkeit mit 40 % Alkoholanteil nicht aus. Übergieße die Pflanzenteile mit dem Alkohol, bis alles gut bedeckt ist.

◈ Verschließe das Glas, notiere dir das Ansetzdatum und den Namen des Inhaltes.

◈ Die eingelegten Löwenzahnwurzeln müssen nun mindestens zwei (bis zu sechs) Wochen ziehen. Dafür eignet sich am besten ein dunkler Ort.

◈ Schüttle täglich das Schraubglas, um alle Wirkstoffe besser aus den Wurzeln lösen zu können.

◈ Die fertige Tinktur kannst du durch einen Kaffeefilter oder ein feines Tuch filtern und in abgekochte Braunglasfläschchen abfüllen.

◈ Etikettiere die entstandenen Tinkturfläschchen mit dem Namen des Inhaltes und dem Abfülldatum.

◈ Dunkel gelagert und gut verschlossen hält sich diese Löwenzahnwurzeltinktur nun mindestens ein Jahr.

4.3 Ingwertinktur

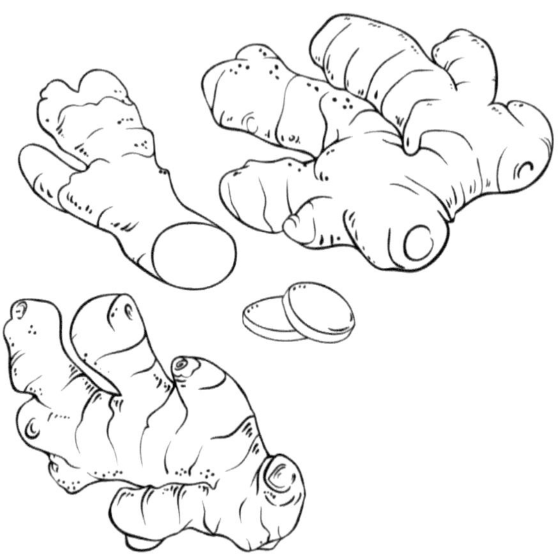

In der asiatischen Küche ist die Verwendung von Ingwer in Speisen nicht wegzudenken. Sein besonderes Aroma und seine Schärfe werden dabei besonders geschätzt. Ingwer (Zingiber officinale) ist jedoch nicht ausschließlich eine Gewürzknolle, sondern eine eindrucksvolle Heilpflanze, welche die Kraft hat, Entzündungen und Schmerzen zu lindern. Daher wird sie seit Jahrtausenden in der Heilkunde verwendet. Der Fokus liegt dabei vor allem auf der Wurzel (Rhizom) der Ingwerpflanze. Zuhause ist Ingwer vor allem in tropischen und subtropischen Regionen. Seit mindestens 5.000 Jahren gilt die aromatische Knolle in Ländern wie Indien und China als belebendes und stärkendes Heilmittel. Vor etwa 2.000 Jahren trat die Ingwerpflanze auch ihren Weg in Richtung

Europa an. In arabischen Ländern galt die Ingwerknolle sogar als Luxusgut. Ingwer schaffte es als Gewürz in Richtung Norden bis nach England, wo er als Gewürz für Süßspeisen entdeckt wurde. Bis heute wird der aromatische „Gingerbread Man" für Festtage gebacken.

Die Hauptwirkstoffe des Ingwers (neben weiteren Scharfstoffen, die ihn als Heilknolle so interessant machen) heißen Gingerole und Shogaole. Diesen Stoffen werden entzündungshemmende, antibakterielle, antivirale sowie antioxidative Eigenschaften zugeschrieben. Auch können sie die Blutgefäße erweitern und wirken so durchblutungsfördernd auf den Körper.

Besonders beliebt und mittlerweile wissenschaftlich bewiesen ist die Wirkung des Ingwers als Heilmittel bei Reiseübelkeit, Magen-Darm-Krämpfen und anderen Verdauungsbeschwerden. Er wird aber auch genutzt, um Erkältungssymptome zu lindern, bei Schmerzen unterschiedlichster Art, Bluthochdruck, Migräne, rheumatischen Beschwerden und Fieber.

Ingwer besitzt kaum Nebenwirkungen und ist daher für viele Menschen sehr verträglich. Da Ingwer sehr verdauungsfördernd ist, können Menschen mit gereiztem oder empfindlichem Magen-Darm-Trakt mit Sodbrennen, Magenschmerzen oder Durchfall reagieren. Bei bereits bestehenden Gallensteinen sollte die Verwendung von Ingwer mit einem Arzt besprochen werden, da die Ingwerwirkstoffe eine galletreibende Wirkung haben, was bei größeren Gallensteinen zu Koliken führen kann. In seltenen Fällen kann eine allgemeine Gewürzallergie vorliegen, welche auch durch Ingwer ausgelöst werden kann. Sollten bereits blutverdünnende Mittel eingenommen werden, sollte eine Behandlung mit Ingwer nur ärztlich kontrolliert durchgeführt werden, da auch er blutverdünnende Eigenschaften hat. Da für Schwangere, Stillende und Kinder keine gesicherten Studienergebnisse über die Verwendung von Ingwer vorliegen, sollte auch hier eine Einnahme mit dem Arzt oder Heilpraktiker abgeklärt werden.

Rezept Ingwertinktur:

❖ Zerkleinere eine Ingwerwurzel in Bioqualität und befülle mit den Stückchen ein gereinigtes Schraubglas zu zwei Drittel.

❖ Fülle dann das Glas mit mindestens 40-prozentigem Alkohol auf, sodass alles vollständig bedeckt ist.

❖ Notiere Inhalt und Ansetzdatum z. B. auf einem Etikett für dein Schraubglas.

❖ Lagere das Schraubglas an einem abgedunkelten, kühlen Ort.

❖ Schüttle das Glas täglich, um die Wirkstoffaufnahme des Alkohols zu unterstützen.

❖ Nach etwa 10 bis 14 Tagen ist deine Ingwertinktur schon fertig und kann durch eine Kaffeefiltertüte in ein Braunglas abgegossen werden.

❖ Beschrifte dein Braunglas mit Datum und Inhalt.

Deine so entstandene Ingwertinktur kannst du äußerlich anwenden, z. B. für Stirnmassagen bei Kopfschmerzen oder für Einreibungen bei Muskelkater.

Innerlich angewendet, kannst du die Tinktur mit Tee oder Wasser verdünnen. 10 bis 20 Tropfen, dreimal täglich eingenommen, können Magenbeschwerden, Übelkeit und Erkältungen lindern. Verwende die Tropfen in dieser Dosierung, bis sich eine Besserung einstellt.

4.4 Gänseblümchentinktur

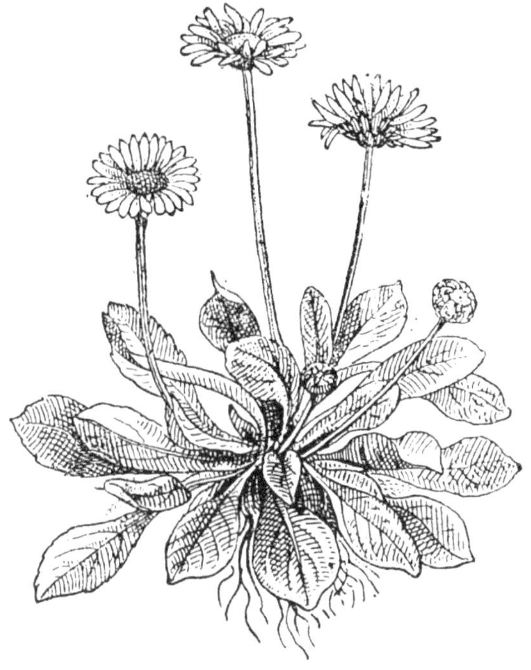

Gänseblümchen (Bellis perennis) bedeuten in ihrer deutschen Übersetzung „ewig schön". Schon als Kinder haben viele die kleinen Blümchen verschenkt und Blumenkränze damit angefertigt. Wenn sie auf der Wiese auftauchen, ist der Frühling endlich da. Die kleinen Blümchen standen bei den Vorfahren für Reinheit und Unschuld und wurden sogar als heilig verehrt. Man sprach ihnen magische Kräfte zu und nutzte sie als Glücksbringer.

Anstatt die sprießenden Gänseblümchen auf der Wiese abzumähen, können sie als Heilpflanze wieder bewusst in die Schönheitspflege und Ernährung integriert werden. Sie wirken auf Körper und Geist, indem sie wahre Stimmungsaufheller sind und den Organismus mit ihren Vitaminen und Mineralien stärken. Gänseblümchen haben eine adstringierende, blutreinigende, krampflösende, schleimlösende, schmerzstillende, stoffwechselanregende und verdauungsanregende Wirkung. So helfen sie (innerlich angewendet als Tinktur, Tee oder als Zugabe im Salat) bei Erkältungen, Fieber, Frühjahrsmüdigkeit, Leberschwäche und Arterienverkalkung. Auf die Haut aufgetragen unterstützen die Wirkstoffe des Gänseblümchens die Wundheilung bei Neurodermitis, Lippenherpes, Ekzemen, Hautentzündungen und Akne. Daher werden die Wirkstoffe des Gänseblümchens in der Kosmetikindustrie geschätzt und verwendet. Bei akuten Schwellungen und Insektenstichen kann eine aufgetragene Gänseblümchentinktur schnell helfen.

Gänseblümchen wachsen besonders häufig auf kurzen Wiesen, Rasen und Wegrändern und können von März bis November geerntet werden. Wenn du deiner Gänseblümchentinktur noch zusätzlich eine antioxidative Wirkung verleihen möchtest, solltest du rosafarbene Blütenköpfe verwenden. Sie enthalten den Stoff Anthocyan, welcher Hautschäden und Alterungsprozessen entgegenwirkt.

Rezept Gänseblümchentinktur:

◇ Sammle Gänseblümchenköpfe, indem du sie dafür direkt unter der Blüte abpflückst.

◇ Lege die geernteten Blütenköpfe eine Weile in den Schatten, damit Insekten die Blüten verlassen und in die Wiese zurückkrabbeln können. Untersuche sie anschließend, schüttle die Blütenköpfe ein wenig, damit sie wirklich frei davon sind.

◇ Fülle sie dann in ein gereinigtes Schraubglas und drücke sie leicht fest.

- ❖ Verwende zum Auffüllen mindestens 40-prozentigen Alkohol und bedecke alle Blüten damit.

- ❖ Verschließe das Glas und notiere Inhalt und Einlegedatum.

- ❖ Deine Tinktur sollte nun mindestens drei bis vier Wochen an einem dunklen Ort bei Zimmertemperatur durchziehen können.

- ❖ Schüttle täglich das Glas, damit sich die Wirkstoffe besser lösen und sich kein Schimmel bildet.

- ❖ Wenn die Zeit gekommen ist, kannst du die entstandene Gänseblümchentinktur durch einen Kaffee- oder Teefilter gießen und die entstandene, leicht olivfarbene Flüssigkeit in beschriftete Braunglasflaschen abfüllen.

Trage die Gänseblümchentinktur mit einem Wattebausch auf betroffene Hautstellen auf, z. B. auf Aknepusteln, Insektenstiche und Ekzeme. Bei Muskelverspannungen kannst du die Tinktur direkt an der betroffenen Stelle einreiben. Gib dreimal täglich etwa 10 Tropfen in dein Trinkwasser oder in deinen Tee, um Erkältungssymptome zu mildern oder dich bei Frühjahrsmüdigkeit zu unterstützen.

Gänseblümchen sind sehr sanfte Heilpflanzen, daher sind keine Nebenwirkungen bekannt. Solltest du trotzdem Symptome verspüren oder Hautreaktionen bemerken, solltest du diese mit einem Arzt oder Heilpraktiker abklären.

4.5 Rotkleetinktur

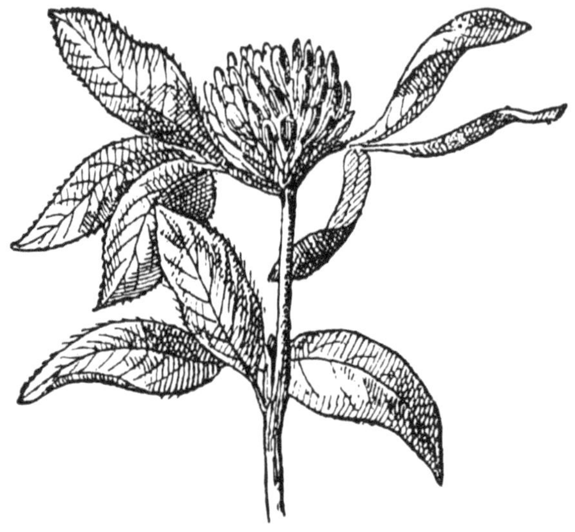

Auch der Rotklee (Trifolium pratense) ist eine Heilpflanze, die viele Menschen noch aus ihrer Kindheit kennen. Man kann ihn auf fast jeder Wiese, an Waldlichtungen und Wegrändern finden und für eine Tinktur von Ende April bis Mitte Oktober sammeln. Bienen und andere Insekten lieben den Rotklee, auch Wiesenklee genannt, aufgrund seiner vielen Kelchblätter und seines süßen Nektars. Das Interessante an den kugelförmigen, rosa- bis lilafarbenen Blütenköpfen ist, dass sie Phytoöstrogene enthalten, die dem menschlichen Östrogen sehr ähneln. Daher kann eine Rotkleetinktur für dich besonders hilfreich sein, wenn du diese hormonelle Wirkung bei Menstruations- oder Wechseljahresbeschwerden einsetzen möchtest. Aus alten Heilpflanzenbüchern geht hervor, dass er auch bei Darmbeschwerden und äußerlich bei Geschwüren eingesetzt wurde.

Eine Behandlung oder Kur mit Rotkleetinktur kann viele weitere positive Auswirkungen auf die Gesundheit haben, denn ihr werden antioxidative, blutfettsenkende, antientzündliche und cholesterinsenkende Eigenschaften zugeschrieben. Rotklee kann als Heilpflanze präventiv und akut eingesetzt werden. Präventiv hilft er, das gesamte Herz-Kreislauf-System zu stärken und Entzündungen vorzubeugen. Akut können Menstruationsschmerzen, kleine Wunden und Husten damit behandelt werden. Aufgrund seiner blutreinigenden Wirkung ist eine Rotkleetinktur auch bei Entgiftungskuren zu empfehlen. Gerade wenn man sich nach einer Krankheit oder anstrengenden Lebensphase sehr erschöpft fühlt, hilft die Essenz des Rotklees, wieder zu Kräften zu kommen. Für die Haut ist eine Behandlung mit der Rotkleetinktur ein wahres Schönheitselixier, weil die Inhaltsstoffe die Kollagenbildung anregen und Entzündungen und Rötungen schneller abklingen lassen.

Du kannst deine Rotkleetinktur innerlich und äußerlich anwenden. Für eine innerliche Anwendung empfehlen sich dreimal täglich 10 bis 20 Tropfen verdünnt mit Wasser einzunehmen. Nach etwa drei Monaten sollte eine Pause eingelegt werden. Für eine äußere Anwendung kannst du ein Tuch oder ein Wattepad mit der Tinktur tränken und betroffene Stellen betupfen. Bei empfindlicher und zu Trockenheit neigender Haut ist es hilfreich, die alkoholische Flüssigkeit zu verdünnen und die Haut anschließend gut zu pflegen, z. B. mit einem nährenden Hautöl.

Rezept Rotkleetinktur:

- ◈ Befülle ein sauberes und steriles Schraubglas zu etwa zwei Drittel mit Rotkleeblüten. Du kannst sie leicht andrücken, um das Glas optimal auszufüllen.

◈ Gieße nun einen mindestens 40-prozentigen Ansatzalkohol über den Rotklee, sodass alle Blüten davon bedeckt sind.

◈ Verschließe das Glas und schreibe Inhalt und Ansetzdatum auf ein Etikett.

◈ Die angesetzte Rotkleetinktur muss nun mindestens drei Wochen an einem dunklen Ort bei Zimmertemperatur durchziehen.

◈ Schüttle die Flüssigkeit am besten täglich zur Unterstützung der Wirkstoffextraktion.

◈ Die fertige Tinktur gibst du zum Filtrieren durch einen Tee- oder Kaffeefilter.

◈ Bewahre die Rotkleetinktur in Braungläsern auf und notiere dir Inhalt und Abfülldatum.

◈ Lagere die Tinktur an einem dunklen und eher kühlen Ort.

Aufgrund der im Rotklee vorhandenen östrogenähnlichen Phytohormone sollte diese Tinktur nicht über einen allzu langen Zeitraum angewendet werden, da zu viel Östrogen im Körper verschiedene Reaktionen auslösen kann. Bei allergischen Reaktionen auf Rotklee ist dies umgehend ärztlich abzuklären. Auch bei dieser Tinktur gilt, dass sie für Schwangere, stillende Mütter und Kinder nicht empfohlen wird.

4.6 Knoblauchtinktur

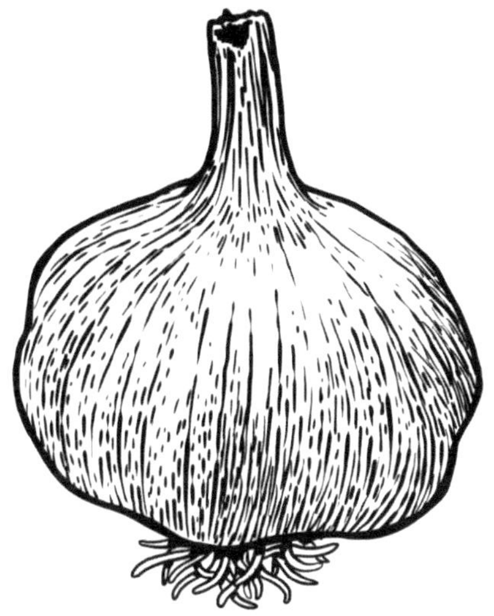

Im alten Ägypten galt Knoblauch als eine heilige Knolle, die auch den Pharaonen mit ins Grab gelegt wurde. Im Mittelalter war Knoblauch aufgrund seiner libidosteigernden Wirkung regelrecht verpönt. Knoblauch (Allium sativum) ist eine Knolle mit so intensivem Geschmack, dass auch heute noch die Meinungen über ihn gespalten sind. Die einen lieben ihn als Gesundheits- und Würzmittel, andere meiden ihn, um nicht zu aufdringlich zu riechen.

So stark wie sein Aroma ist jedoch seine Heilwirkung. Mittlerweile ist sogar klinisch belegt, dass Knoblauch blutdrucksenkend wirkt und antibakterielle Eigenschaften hat. Eine Knoblauchtinktur ist das Mittel der Wahl, wenn man Blut, Herz und Gefäße gesund halten möchte. Tatsächlich ist seine Heilwirkung so stark, dass er als natürliches Antibiotikum angesehen werden kann, das bei Harnwegs- und Atemwegsinfektionen schnell Linderung verschaffen kann. Entgegen einem chemischen Antibiotikum leistet er einen großen Beitrag zur Immunsystemgesundheit, da Knoblauch eine gesunde Darmflora fördert, anstatt sie zu zerstören.

Der Grund für seine starke Heilwirkung ist (neben anderen wertvollen Inhaltsstoffen) die Schwefelverbindung Allicin. Dieser Stoff ist für den starken Geruch des Knoblauchs, aber auch hauptsächlich für seine positive Wirkung verantwortlich. Eine weitere Schwefelverbindung in dieser Heilknolle nennt sich Ajoen, welche auf natürliche Art und Weise das Blut verdünnt. Diese Eigenschaft hilft dabei, Thrombosen und Schlaganfällen vorzubeugen; ganz ohne Nebenwirkungen.

Aus Tibet stammt eine jahrtausendealte Knoblauch-Kur, welche die Wirkungsweise des Knoblauchs in Form einer Tinktur nutzt. Da der Knoblauch für diese Tinktur nicht gekocht, sondern roh verwendet wird, kann er seine volle Heilkraft entfalten. Das Rezept für diese Tinktur verbreitete sich auf der ganzen Welt und wurde sogar in mehrere Sprachen übersetzt. Solch eine Knoblauch-Kur kann präventiv eingesetzt werden oder auch unterstützend bei vorliegendem Krankheitsbild.

Rezept Knoblauchtinktur:

◈ Zerkleinere etwa 350 g Bioknoblauch, indem du ihn entweder in möglichst kleine Teile schneidest oder in einem Mörser zu einem Knoblauchbrei zerreibst.

◈ Fülle den Knoblauch in das vorbereitete Schraubglas und übergieße ihn mit mindestens 200 ml 40-prozentigem Alkohol, wie z. B. Wodka oder Doppelkorn.

◈ Verschließe das Glas und notiere dir den Inhalt und das Ansetzdatum.

- Diese Knoblauchtinktur solltest du für etwa 10 Tage an einen kühlen und dunklen Ort stellen, bei sommerlichen Temperaturen sogar in den Kühlschrank.

- Nach Ablauf der Zeit gibst du die Flüssigkeit durch ein feines Tuch oder einen Tee-/Kaffeefilter. Notiere dir das Abfülldatum.

- Lass die Tinktur anschließend noch etwa drei Tage im Kühlschrank ruhen, bevor du mit der Kur beginnst.

- Um die optimale Wirkung zu erzielen, sollte die Knoblauchtinktur nicht länger als drei Monate gelagert und innerhalb dieser Zeit aufgebraucht werden.

- Aufgrund der im Knoblauch vorhandenen Schwefelverbindungen kann es zu Verfärbungen der Tinktur kommen, was aber völlig unbedenklich für die Anwendung ist.

Deine entstandene Knoblauchtinktur sollte mit Wasser verdünnt etwa 20 Minuten vor jeder Hauptmahlzeit eingenommen werden. Verwende hierfür dreimal täglich 20 Tropfen und führe die Knoblauch-Kur über zwei Monate hinweg durch. Weil es sich hierbei um eine Entgiftungskur handelt, solltest du in diesem Zeitraum besonders viel Wasser trinken und auf eine ausgewogene, gesunde Kost achten, die den gesamten Organismus entlastet. Es können Entgiftungserscheinungen (wie Kopfschmerzen, Durchfall oder Hautunreinheiten) auftreten. Aufgrund des Alkoholgehaltes der Tinktur reduziert sich die „Knoblauchfahne", sodass es im sozialen Miteinander kaum Beeinträchtigungen geben sollte.

Knoblauch wird nicht für Menschen empfohlen, die bereits blutverdünnende Medikamente einnehmen. Auch kann es sein, dass allergische Reaktionen oder Magen-Darm-Probleme auftreten. Bei Leberschwäche oder anderen vorliegenden Krankheiten sollte eine solche Kur nur in ärztlicher Begleitung durchgeführt werden.

4.7 Baldriantinktur

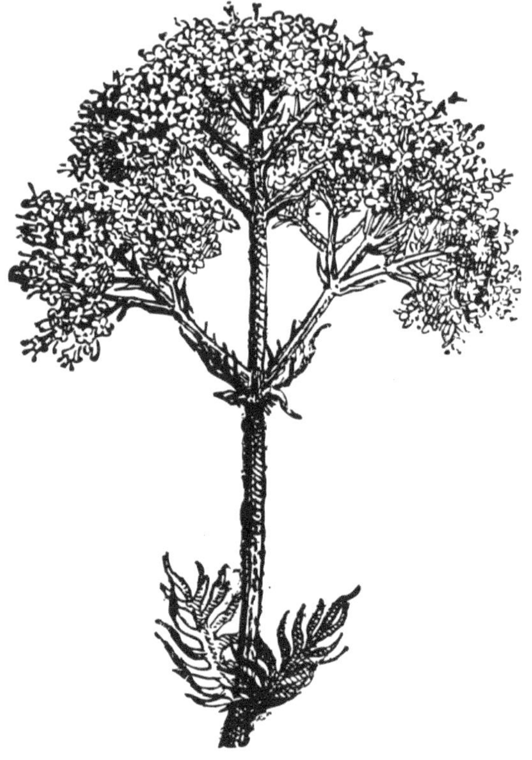

Der Baldrian (Valeriana officinalis) ist vielen bekannt aufgrund seiner beruhigenden und schlaffördernden Wirkung. Als Wildpflanze blüht er von Mai bis August an sonnigen bis schattigen Standorten mit nährstoffreichem Boden. Aus diesem Grund findet man ihn oft an Waldrändern oder auf Waldlichtungen. Der botanische Name des Baldrians erklärt bereits dessen besondere Eigenschaften, denn das lateinische Wort *valere* bedeutet „gesund". Der heute verwendete Name *Baldrian* findet seinen Ursprung in der nordischen Götterwelt. Balder bezeichnete den Gott des Lichtes und damit den schönsten und leuchtendsten aller Götter. Man hat den Namen Baldrian für diese Heilpflanze wohl aus dem Grund gewählt, weil sie den Menschen Hilfe und Milde bringen soll.

Bereits in der Antike war vor allem die Wurzel des Baldrians ein begehrtes Arzneimittel. Auch im Mittelalter nutzte man Baldrian für Heilzwecke, allerdings für andere Symptome, für die er heutzutage eingesetzt wird. So wurde er bei Kopfschmerzen, Blähungen, Harnwegsentzündungen, Husten und Augenleiden verabreicht.

Heutzutage wird Baldrian vor allem für seine ausgleichende und beruhigende Wirkung bei Stress und Nervosität geschätzt und gilt als am häufigsten genutzte Heilpflanze in diesem Bereich. Dafür wird vor allem die Baldrianwurzel weiterverarbeitet, in welcher u. a. das ätherische Öl Valenol steckt. Dieser Wirkstoff wirkt sich auf den Organismus beruhigend, schlaffördernd, angstlösend und entkrampfend aus. Baldrian hat einen Einfluss auf das zentrale Nervensystem und gilt deswegen als natürliches Nervenmittel (Sedativum). Daher kann eine Baldriantinktur auch bei weiteren Symptomen helfen, welche auf Stress, Ängste und Nervosität zurückzuführen sind, wie z. B. Nervenschmerzen, Bluthochdruck, Magen-Darm-Krämpfe, Spannungskopfschmerzen und Schlafstörungen. Während der Wechseljahre kann Baldrian mit seiner beruhigenden Kraft Stimmungsschwankungen auffangen. Menstruationskrämpfe lassen sich mithilfe einer Baldriantinktur abmildern.

Von einer Daueranwendung mit Baldrian wird abgeraten, sodass diese Essenz eher bei akuten Symptomen oder als Kur eingenommen wird. Die regelmäßige Einnahme sollte vier bis sechs Wochen nicht überschreiten.

Für die Baldriantinktur kannst du frische Baldrianwurzeln im Wald sammeln. Geerntet werden sie in den Monaten September bis März, weil sich dann die wichtigsten Inhaltsstoffe in die Wurzeln zurückgezogen haben. Baldrianwurzeln gibt es aber auch in getrockneter Form in Reformhäusern und im Onlinehandel.

Rezept Baldriantinktur:

◈ Schneide deine gesäuberten Baldrianwurzeln in kleine Stückchen und gib sie in das vorbereitete Schraubglas. Das Glas sollte etwa zu zwei Drittel damit gefüllt sein.

◈ Übergieße die Wurzelstückchen mit mindestens 45-prozentigem Alkohol (oder höherem Gehalt), damit die ätherischen Öle extrahiert werden können.

◈ Beschrifte dein Glas mit dem Inhalt und dem Ansetzdatum.

◈ Lagere das Schraubglas an einem dunklen Ort bei Zimmertemperatur und schüttle es täglich.

◈ Bereits nach zwei Wochen ist die Tinktur fertig und kann filtriert werden.

◈ Fülle die entstandene Baldriantinktur in ein beschriftetes Braunglas und bewahre es an einem dunklen Ort auf.

Deine Baldriantinktur kannst du z. B. vor dem Schlafengehen oder vor stressigen Situationen einnehmen. Verdünne dafür ein bis zwei Teelöffel mit etwas Wasser. Auf nüchternen Magen kann die Tinktur reizend auf die Magenschleimhäute wirken. Da Baldrian entspannend und schlaffördernd wirkt, sollte er nicht eingenommen werden, wenn anschließend eine Maschine bedient werden muss oder eine Autofahrt ansteht. Eine Kombination mit anderen Schlafmitteln ist nicht zu empfehlen. Für Kinder, Schwangere und Stillende liegen keine ausreichenden Erkenntnisse vor, sodass die Tinktur in diesen Fällen nicht eingenommen werden sollte.

4.8 Kamillenblütentinktur

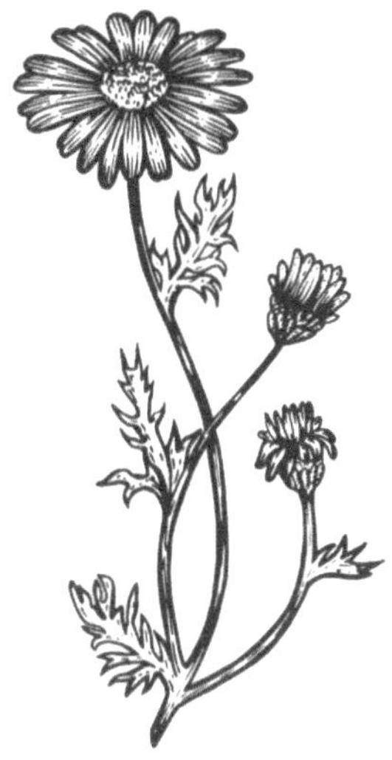

Eine der bekanntesten und beliebtesten heimischen Heilpflanzen ist die Kamille. Die Kamille (Matricaria recutita) wird aufgrund ihrer entzündungshemmenden und antibakteriellen Eigenschaften als Tee oder Tinktur bei Schleimhautverletzungen und Magen-Darm-Beschwerden angewandt. Weil Kamille so gut verträglich ist, gehört sie zu den wichtigsten Pflanzen, um daraus eine wirksame Tinktur herzustellen. Vielen Menschen hat ein Dampfbad mit Kamille bei Erkältungskrankheiten oder auch Ekzemen und Akne schon Linderung verschafft. Aufgrund ihrer großen Beliebtheit zählen Kamillenpräparate zu den meist angewandten Phytopharmaka in Deutschland. Besonders wirksam ist das ätherische Öl, das kurz vor der Blüte die höchste Konzentration in der Pflanze aufweist.

Das ätherische Öl der Kamille wirkt sich besonders krampflösend auf die Darmmuskulatur aus und kann daher Bauchschmerzen abklingen lassen. Da Kamille die Magensäure-Sekretion hemmt, können Magenschleimhautentzündungen und Magengeschwüre leichter heilen. Sehr unterstützend ist Kamille auch bei akutem Durchfall und Erbrechen. Eine weitere Eigenschaft ist ihre beruhigende Wirkung auf das Nervensystem, weshalb sie auch einen gesunden Schlaf fördern kann. Kamille wird auch gerne in der Säuglingspflege zur Unterstützung der Wundheilung im Windelbereich eingesetzt.

Kamille ist äußerst sanft und nebenwirkungsfrei. Menschen mit Allergien gegenüber Korbblütlern können Reaktionen aufzeigen, die sofort ärztlich abgeklärt werden müssen. Kamillenblütentinktur, die alkoholfrei hergestellt wird, z. B. mit Apfelessig, kann auch von Kindern, Schwangeren und Stillenden angewandt werden.

Rezept Kamillenblütentinktur:

◈ Befülle dein Schraubglas mit frisch gepflückten oder getrockneten Kamillenblüten und drücke sie ein wenig fest, bis das Glas etwa zu zwei Drittel befüllt ist.

◈ Gieße jetzt 40-prozentigen Alkohol über die Blütenköpfe, sodass alles gut bedeckt ist und verschließe das Glas.

◈ Notiere dir wieder das Datum, an welchem du deine Tinktur angesetzt hast.

◈ Die Kamillenblütentinktur sollte jetzt zwei bis sechs Wochen an einem dunklen und warmen Ort ziehen können.

◈ Die Flüssigkeit der Tinktur kann sich verändern. Schüttle dein Glas täglich zur Optimierung der Wirkstoffaufnahme.

◈ Wenn die Zeit vorbei ist, gib die Tinktur durch einen Tee- oder Kaffeefilter in ein Braunglas und beschrifte es mit Namen und Abfülldatum.

◈ In dieser gut verschlossenen Flasche hält die Tinktur mindestens ein Jahr. Achte bei der Lagerung auf einen dunklen, kühlen Platz.

Bei Entzündungen im Mund- und Rachenraum kannst du ein paar Tropfen der Kamillenblütentinktur mit Wasser verdünnen und damit Spülungen machen bzw. gurgeln. Ins Badewasser getropft hilft Kamille dir beim Entspannen und Loslassen des Alltagsstresses. Auch auf deine Haut wird sich das Badewasser positiv auswirken, kleine Schürfwunden abklingen lassen und Unreinheiten klären. Innerlich angewendet helfen dreimal täglich 20 Tropfen vor den Hauptmahlzeiten, um den Magen-Darm-Trakt zu beruhigen und Blähungen zu lindern. Du kannst die entstandene Kamillenessenz auch für Gesichtsdampfbäder nutzen oder warme Umschläge damit machen, um gereizte Hautstellen oder Akne gezielt zu behandeln.

4.9 Weidenrindentinktur

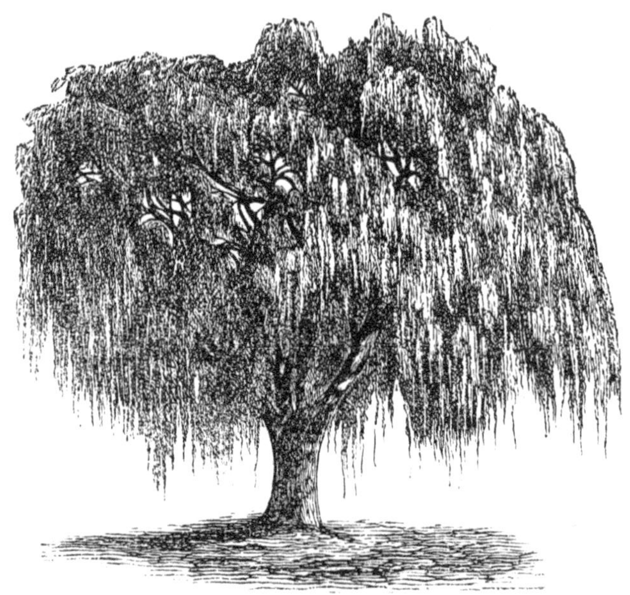

Die Weidenrinde gilt als Mutter des Aspirins, doch hat sie natürlich weniger Nebenwirkungen als das chemische Präparat. Die Weide galt in früheren Zeiten als magischer Baum der Ewigkeit, da sie die Fähigkeit hat, sich immer wieder selbst zu erneuern. Sie ist sehr anpassungsfähig und daher überall auf der Welt anzutreffen. Die jungen Weidenruten sind aufgrund ihrer enormen Flexibilität sehr beliebt für Flechtwerk.

Die Weidenrinde (Salicis cortex) ist ein ganz besonderes Heilmittel, das die drei wichtigen Eigenschaften entzündungshemmend, schmerzlindernd und fiebersenkend vereint. Das machte die Weide in allen Kulturen und zu allen Zeiten zu einer der wertvollsten Heilpflanzen. So sind z. B. auf alten Tontafeln in Ägypten Weidenrinden-Rezepte gegen Entzündungen und Wunden entdeckt worden. Hippokrates nutzte Weidenrinden-Aufgüsse gegen Fieber und Gelenkentzündungen und auch die Kelten versorgten Wunden mithilfe von Weidenextrakten. Hildegard von Bingen schwor auf die Heilkraft der Weide bei Harnwegsentzündungen, rheumatischen Schmerzen und Gicht. Zu Beginn des 19. Jahrhunderts gelang es Chemikern dann, den Hauptwirkstoff Salicin in der Weidenrinde zu entdecken und zu isolieren, woraus später die Acetylsalicylsäure hervorging, der Wirkstoff des heutigen Aspirins.

Eine Weidenrindentinktur kann eine nebenwirkungsarme Alternative sein, welche nachweislich positive Effekte bei der Behandlung von Fieber, Schmerzen, Entzündungen, Rückenschmerzen und Kopfschmerzen zeigte. Die Wirkung setzt jedoch nicht so schnell ein wie bei einem chemischen Schmerzmittel, da der Körper das Salicin erst umwandeln muss. Es kann daher bis zu zwei Wochen dauern, bis sich die Wirkung der Weidenrinde vollkommen entfaltet hat. Daher kommt eine Behandlung mit einer Weidenrindentinktur vor allem bei chronischen Schmerzen zum Einsatz.

Äußerlich angewendet wirkt Weidenrindenessenz hornlösend und abschuppend. Abgestorbene Zellen werden aus der Hornschicht entfernt und dadurch wird die Hornhaut vermindert. Bei gesteigerter Talgproduktion und daraus resultierenden Pickeln und Mitessern kann eine äußerliche Behandlung mit Weidenrindentinktur regulierend wirken.

Rezept Weidenrindentinktur:

- ◈ Befülle das Schraubglas mit einem Teil getrockneter und zerkleinerter Weidenrinde und vier Teilen hochprozentigem Alkohol (60 %).

- ◈ Notiere Inhalt und Ansetzdatum auf dem Glas.

- ❖ Die Weidenrindentinktur sollte in dem verschlossenen Glas mindestens drei Wochen durchziehen. Ein dunkler Ort mit Zimmertemperatur eignet sich dafür am besten.

- ❖ Damit sich die Wirkstoffe optimal lösen können, schüttelst du das Glas täglich.

- ❖ Zum Schluss gibst du die Tinktur durch einen Kaffeefilter und füllst sie in dunkle Fläschchen.

- ❖ Beschrifte deine entstandene Tinktur mit Inhalt und Datum.

- ❖ Lagere diese Fläschchen an einem dunklen Ort.

Zum Einreiben (z. B. bei Gelenkschmerzen oder einer äußerlichen Behandlung bei Hautproblemen wie Akne) sollte die Tinktur mit etwas Wasser verdünnt werden. Punktuell aufgetragen kann sie pur verwendet werden. Anschließend wird die Haut mit einer fetthaltigen Creme gepflegt, um sie vor dem Austrocknen zu schützen.

Innerlich eingenommen wird die Weidenrindentinktur ebenfalls mit Wasser verdünnt. Zur Behandlung von chronischen Schmerzen empfiehlt sich eine dreimalige Einnahme von 20 bis 30 Tropfen.

Weidenrinde hat keine Nebenwirkungen, jedoch eine leicht blutverdünnende Wirkung. Daher sollte die Behandlung mit dieser Tinktur mit einem Arzt abgeklärt werden, falls andere blutverdünnende Medikamente eingenommen werden. Bei Überempfindlichkeit oder allergischen Reaktionen ist ebenfalls angeraten, einen Heilpraktiker oder Arzt zu konsultieren. Schwangeren, Stillenden und Kindern wird aufgrund fehlender Untersuchungen von der Einnahme eines Weidenrindenpräparates abgeraten. Bei Asthma oder verengten Bronchien sollte eine Behandlung vorher ärztlich abgeklärt werden, da Weidenrinde bestehende Beschwerden evtl. verstärken könnte. Bei Funktionsstörungen der Leber oder Nieren gilt grundsätzlich Vorsicht, da die Tinktur mit Alkohol angesetzt wurde.

4.10 Johanniskrauttinktur

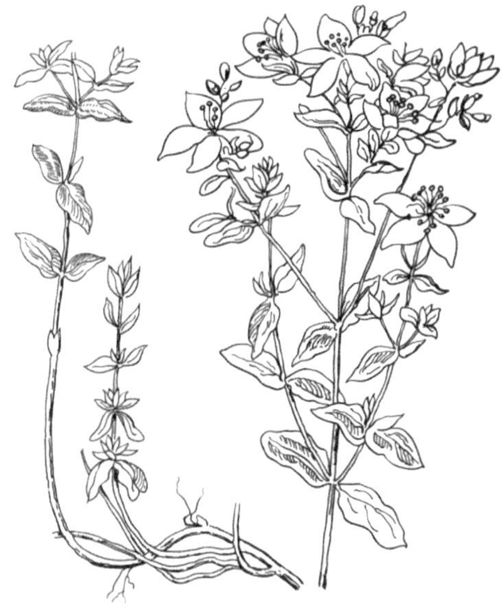

Die Kraft der Sonne steckt in den leuchtend gelben Blüten des Johanniskrautes (Hypericum perforatum). Daher wird dieser Heilpflanze eine stimmungsaufhellende Wirkung zugeschrieben, welche Licht in dunkle Momente des Lebens bringen kann, z. B. bei leichten Depressionen, nervlichen und seelischen Belastungen. Auch wissenschaftliche Studien konnten mittlerweile belegen, dass Johanniskraut Menschen unterstützen kann, aus dem Stimmungstief wieder herauszukommen. Johanniskraut wirkt auf die Neurotransmitter. Das sind jene Botenstoffe, die dafür verantwortlich sind, dass der Informationsfluss zwischen den Nervenzellen optimal verläuft. Johanniskraut hat positive Auswirkungen auf den Serotoninhaushalt, denn Serotonin ist als das „Glückshormon" dafür bekannt, die Stimmung zu heben. Schwere Depressionen sind nicht ausschließlich mit einer Johanniskrautessenz zu behandeln. Es braucht in solch einem Fall eine ärztliche und therapeutische Diagnose und Begleitung. Die Heilkraft des Johanniskrautes richtet sich vor allem an Menschen, die sich aufgrund eines hormonellen Ungleichgewichtes, herausfordernder Lebensumstände, jahreszeitlicher Verstimmungen, Erschöpfungszustände, innerer Unruhe und Schlafstörungen nicht mehr in einem ausgeglichenen Zustand fühlen. Johanniskraut hat zusätzlich die Kraft, auch Folgesymptome zu lindern, wie z. B. nervöse Magen-Darm-Beschwerden.

Wie in allen Heilpflanzen sind immer viele verschiedene Wirkstoffe beteiligt, um eine Gesamtwirkung zu erzielen. Besonders wichtig zeigen sich bei Johanniskraut die Stoffe Hypericin und Hyperforin. Der rote Wirkstoff Hypericin wird auch das „Johannisblut" genannt und beeinflusst das zentrale Nervensystem in positiver Weise. Hypericin ist in den Blütenstempeln und den daraus wachsenden Johanniskrautfrüchten enthalten. Dieser Stoff wird maßgeblich als Fraßschutz in der Pflanze produziert.

Da diese leuchtende Heilpflanze eine der meisterforschten Heilpflanzen ist, sind auch die Nebenwirkungen intensiv untersucht worden. Zum einen ist zu beachten, dass eine Behandlung mit Johanniskraut eine Überempfindlichkeit gegenüber Sonnenlicht bewirken kann. Beobachtet wurde dieser Zusammenhang besonders bei sonnenempfindlicher Haut. Daher sollte man die Haut dementsprechend schützen oder zu lange direkte Sonneneinwirkung vermeiden. Bei besonders hoch konzentrierten Johanniskrautpräparaten oder hoher Dosierung können Enzyme in der Leber derart angeregt werden, dass ein schnellerer Abbau von Medikamenten im Blut stattfindet. Das bedeutet, dass die Wirkung einer zusätzlich eingenommenen chemischen Medizin in der Wirkung und Wirkungsdauer herabgesetzt werden kann. Eine gleichzeitige Einnahme muss daher vorher ärztlich abgeklärt werden. Untersuchungen ergaben, dass Johanniskraut auch eine schwächende Wirkung auf hormonelle Präparate zur Verhütung (wie z. B. die Antibabypille) hat. Bei Überempfindlichkeiten können Magen-Darm-Beschwerden auftreten.

Für deine Johanniskrauttinktur kannst du entweder ausschließlich Blütenblätter verwenden oder auch die Blätter der Pflanze beimischen. Die reine Blütentinktur wird sich nach kurzer Zeit tiefrot einfärben. Bei zugefügten Blättern wird sie eher rot-bräunlich. Das liegt daran, dass in dieser Tinktur weniger Hypericin vorhanden ist, welches in den Blüten vorkommt, dafür aber die Gerb- und Bitterstoffe der Johanniskrautblätter hinzukommen, welche zusätzlich positive Auswirkungen auf die Verdauung haben.

Die Blüte des Johanniskrautes kannst du daran erkennen, dass sie exakt fünf goldgelbe Kronblätter besitzt. Du kannst auch einen einfachen Test machen und eine Blüte zwischen den Fingern zerreiben. Wenn sie sich rot einfärben, ist der für Johanniskraut typische Farbstoff ausgetreten. Johanniskraut mag es halbschattig und trocken, weswegen du diese Heilpflanze hauptsächlich an Wegrändern, Schuttplätzen und Magerwiesen findest. Sammle die Blüten und evtl. auch Blätter am späten Vormittag eines sonnigen Junitages.

Rezept Johanniskrauttinktur:

◈ Befülle das gereinigte Schraubglas zu maximal zwei Drittel mit frisch gesammelten Blüten (und Blättern). Kontrolliere bitte vorher, dass alle Insekten die Pflanze verlassen konnten.

◈ Übergieße die Heilpflanze mit 40-prozentigem Alkohol, sodass alles gut bedeckt ist.

◈ Notiere dir das Ansetzdatum und den Inhalt.

◈ Im Gegensatz zu anderen Tinkturen sollte diese Heilpflanzenessenz an einem warmen, sonnigen Ort ziehen. Bis die Johanniskrauttinktur fertig ist, dauert es etwa zwei bis sechs Wochen.

- Schüttle das Glas regelmäßig, um die Wirkstoffaufnahme zu unterstützen.

- Nach der Wartezeit filterst du die entstandene Flüssigkeit durch ein feines Sieb oder einen Kaffeefilter.

- Die fertige Essenz sollte, wie alle anderen Tinkturen, in einer dunklen Flasche aufbewahrt werden.

- Lagere sie an einem dunklen und kühlen Ort, dann halten sich die Wirkstoffe bis zu zwei Jahre.

Zur inneren Anwendung kannst du dreimal täglich 10 bis 40 Tropfen der Johanniskrauttinktur mit Wasser verdünnt einnehmen. Auch für die Abheilung kleiner Wunden, bei Insektenstichen oder Pickeln kannst du die Tinktur benutzen und unverdünnt auftupfen.

$$\text{———— } \mathbf{5} \text{ ————}$$

Tinkturen für verschiedene Anwendungsgebiete

Mittlerweile sind pflanzenbasierte Medikamente in der Apotheke und in Drogeriemärkten rezeptfrei zu erhalten. Diese Mittel wurden getestet und sind auf dem Markt zugelassen. Das bedeutet für die Naturheilmittelvertreiber, dass sie viele strenge Richtlinien einhalten müssen und Testungen gewährleisten, dass das Produkt eine möglichst gleichbleibende Qualität aufweist. Der Beipackzettel hat die Aufgabe, umfangreich über die Inhaltsstoffe und mögliche Nebenwirkungen zu informieren. Zusätzlich kann eine Beratung in der Apotheke genutzt werden. All das fällt weg, wenn du beginnst, dir deine eigene Heilpflanzenmedizin herzustellen, und die entsprechenden Tinkturen anwendest, sei es präventiv oder bei bereits vorliegenden Beschwerden.

Wenn du beginnst, dich immer mehr mit den Heilpflanzen auseinanderzusetzen, wirst du viel über ihre Wirkungsweisen lernen und weißt sehr genau, welche Inhaltsstoffe in deinen Pflanzenessenzen sind. Wie du bereits erfahren hast, bestehen gerade Tinkturen aus nur zwei Inhaltsstoffen, nämlich den Pflanzenteilen und dem Alkohol. Somit ist ausgeschlossen, dass chemische Bestandteile oder Verdünnungsmittel etc. darin vorkommen.

Ein weiterer Vorteil, neben der Transparenz und deinem wachsenden Wissen, ist die sofortige Verfügbarkeit einer Pflanzenmedizin, wenn du beginnst, dir einen gewissen Bestand verschiedener Tinkturen zu erarbeiten. Aufgrund der langen Haltbarkeit kannst du dann bei Bedarf direkt darauf zurückgreifen und mit der Eigenbehandlung beginnen. Außerdem hast du die Möglichkeit, mit den entstandenen Tinkturen noch weitere Heilpflanzenpräparate herzustellen, wie z. B. Salben, Cremes, Seifen, Badezusätze, Öle.

In den folgenden Kapiteln kannst du Heilpflanzentinkturen kennenlernen, welche für spezielle Anwendungsgebiete geeignet sind. Mithilfe dieser Tinkturen kannst du deine Hausapotheke so aufbauen, dass für unterschiedlichste Beschwerden eine helfende Essenz parat steht.

5.1 Tinkturrezepte für mehr Energie

Je mehr Energie ein Mensch hat, desto leichter und freudvoller gelingen ihm seine Vorhaben und er kann den Alltag viel besser meistern. Die Ursachen von Abgeschlagenheit und Müdigkeit können sehr vielseitig sein. Gründe dafür können andauernder Stress, fehlende Nährstoffe und Bewegungsmangel sein. Die folgenden Heilpflanzen sind bekannt für ihre anregende und belebende Wirkung und können als Kur eingesetzt dazu beitragen, das Energieniveau wieder anzuheben.

5.1.1 Ginsengtinktur

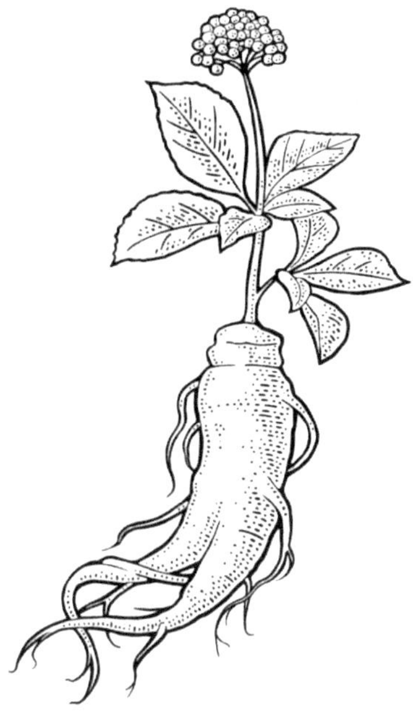

Ginseng (Panax ginseng) ist eine der bekanntesten Heilpflanzen der Traditionellen Chinesischen Medizin (TCM) und wird sogar als die „Allheilwurzel" bezeichnet. Sie soll leistungssteigernd wirken und Müdigkeit vertreiben. Unter dem Namen „Ginseng" sind mehrere asiatische Wurzelknollen bekannt, welche den Wirkstoff Ginsenoside enthalten. Am höchsten sei die Konzentration beim echten Ginseng aus Korea, auch koreanischer oder asiatischer Ginseng genannt. Während diese Heilpflanze ursprünglich wild zu finden war, wird sie mittlerweile in Plantagen angebaut, da sie kaum noch in der Natur Asiens anzutreffen ist. Es handelt sich hierbei um eine Pflanze, die sehr viel Pflege benötigt und daher per Hand angebaut wird. Die Wurzel, welche vier bis acht Jahre wächst, bis sie geerntet wird, sieht tatsächlich von der Form her aus wie ein Mensch, weshalb sie im Chinesischen auch „Menschenwurzel" genannt wird.

Erst im 20. Jahrhundert wurde Ginseng auch im europäischen Raum als Heilpflanze anerkannt und die Wirkung der Ginsenoside untersucht. Dieser „Allheilwurzel" werden viele positive Wirkungen auf die Gesundheit nachgesagt. Am meisten wird Ginseng als belebendes und stärkendes Mittel geschätzt. Er regt den Stoffwechsel an, stärkt das Immunsystem und soll auch aufgrund der enthaltenen Antioxidantien ein jugendliches Aussehen bewahren. Er belebt nicht nur den Körper, sondern auch den Geist und unterstützt die kognitiven Leistungen, weshalb Ginseng auch bei Alzheimererkrankungen Anwendung findet.

Wenn du dich also in herausfordernden Zeiten befindest, für Prüfungen lernen musst oder energiegeladener deinen Alltag gestalten möchtest, ist eine Ginsengtinktur dafür gut geeignet. Mittlerweile gibt es auch in Deutschland Farmen, welche diese Wurzel sogar in Bioqualität anbauen. Zur Herstellung einer Ginsengtinktur kannst du z. B. getrocknete Ginsengscheiben benutzen.

Da die in der Wurzel enthaltenen Ginsenoside eine ähnliche Wirkung wie Koffein haben, kann ihre belebende Wirkung zu Herzrasen oder Bluthochdruck führen. Zusätzlich zugeführtes Koffein, z. B. durch Kaffee oder Schwarztee, wird noch verstärkt, weshalb hier Vorsicht geboten ist, vor allem bei einer Überempfindlichkeit gegenüber Koffein. Ginseng wirkt auch blutverdünnend, sodass eine solche Tinktur nicht zusammen mit Aspirin oder Blutgerinnungshemmern eingesetzt werden darf. Eine Rücksprache mit dem behandelnden Arzt ist bei Vorerkrankungen wie Diabetes und Bluthochdruck dringend angeraten.

Rezept Ginsengtinktur:

◈ Fülle etwa 5 bis 10 g getrocknete Ginsengwurzelstücke in ein gereinigtes Schraubglas.

◈ Übergieße sie mit hochprozentigem Alkohol (mind. 40 %).

- ◈ Notiere dir das Ansetzdatum und den Inhalt.

- ◈ Die Ginsengwurzel muss jetzt mindestens 14 Tage an einem kühlen und dunklen Ort ziehen.

- ◈ Schüttle das Glas regelmäßig.

- ◈ Nach Ablauf der Zeit werden die Wurzelstückchen aufgequollen sein. Gib sie in ein feines Tuch und filtere so die entstandene Tinktur ab.

- ◈ Fülle die Tinktur in ein Braunglas, welches du verschlossen im Kühlschrank aufbewahrst.

Da Ginseng stark belebend wirkt, solltest du von dieser Tinktur nur einmal täglich, am besten am Morgen, maximal 10 Tropfen nehmen. Aufgrund seiner belebenden Eigenschaften ist die Einnahme am späten Nachmittag oder vor dem Schlafen nicht zu empfehlen.

5.1.2 Brennnesseltinktur

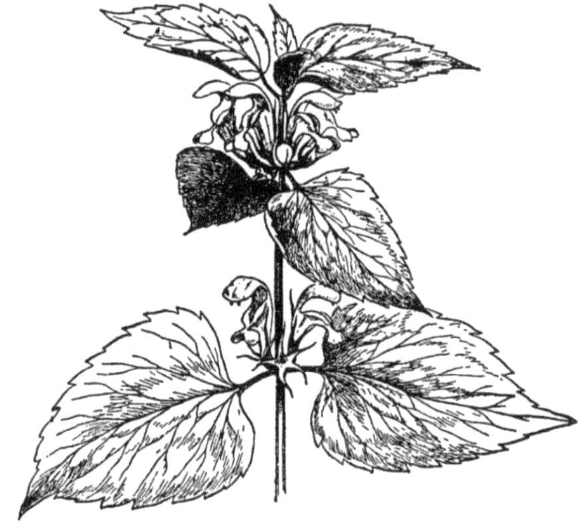

Die Brennnessel (Urtica dioica) ist eine blutreinigende Heilpflanze, um Altes und Verbrauchtes aus dem Körper zu schaffen, damit wieder mehr Platz für neue Energie ist. Ihre Verwendung wird daher bei Müdigkeit und Erschöpfungszuständen empfohlen. Diese besonders robuste und vielseitig therapeutisch einsetzbare Pflanze wurde sogar zur Heilpflanze des Jahres 2022 gewählt und gilt seit jeher als Königin der Heilpflanzen. Viele ihrer Heilwirkungen sind wissenschaftlich belegt und zeigen auf, dass die Brennnessel nicht nur zur Reinigung und Stärkung des Körpers eingesetzt werden kann, sondern auch bei bereits bestehenden Krankheitsbildern. Sie wirkt leicht harntreibend, entzündungshemmend, schmerzstillend, immunmodulierend und wird deshalb bei rheumatischen Erkrankungen, Harnwegsinfekten, Nierengrieß und Harnsteinen gerne verabreicht. Eine Tinktur mit Brennnesseln regt die Durchblutung und damit den Stoffwechsel an. Diese Wirkung wird besonders bei Fasten- und Entgiftungskuren geschätzt.

Die Brennnessel hast du bestimmt schon das eine oder andere Mal auf schmerzhafte Weise kennengelernt, injiziert sie doch bei Berührung ihrer Brennhaare Histamin, Ameisensäure, Natriumformiat und Acetylcholin. Alles Stoffe, die auf der Haut zu Quaddelbildung und Brennen führen. Du findest Brennnesseln in Wäldern, wilden Gärten und an Wegrändern, wo sie von Ende April bis Ende Juni geerntet werden können. Beim Pflücken dieser Heilpflanze solltest du unbedingt robuste Handschuhe tragen, um unnötige Schmerzen durch Berührung zu vermeiden. Zuhause kannst du mit einem Nudelholz über die Brennnesselblätter walzen, um sie unschädlich zu machen.

In einzelnen Fällen kann es bei der Behandlung mit Brennnesselessenz zu allergischen Reaktionen oder Magen-Darm-Reizungen kommen. Bei Vorerkrankungen (wie z. B. Diabetes, Nierenschwäche) muss eine Einnahme vorher ärztlich abgesprochen werden.

Rezept Brennnesseltinktur:

- ◈ Befülle das Schraubglas mit gesammelten Brennnesselblättern und drücke sie etwas fest.

- ◈ Gieße hochprozentigen Alkohol (40 bis 70 %, z. B. Korn) über die Blätter, bis alle bedeckt wurden.

- ◈ Notiere das Abfülldatum und den Inhalt.

- ◈ Diese Tinktur zieht an einem warmen, sonnigen Platz etwa eine bis sechs Wochen. Je länger sie zieht, umso stärker ist sie in ihrer Wirkung.

- ◈ Schüttle das Glas regelmäßig.

- ◈ Gib die Flüssigkeit durch einen Kaffee- oder Teefilter und fülle sie in ein Braunglasfläschchen.

Verdünne 10 bis 15 Tropfen der Tinktur mit einem Liter Wasser und trinke diese Mischung über den Tag verteilt.

5.2 Tinkturrezepte zur Immunstärkung

Das körpereigene Immunsystem ist für den Menschen lebenswichtig, denn es schützt den Körper vor Schadstoffen, Krankheitserregern und Zellveränderungen. Erst wenn das Immunsystem schwächelt oder gegen aggressive Erreger nicht mehr ankommt, wird man krank. Ohne diese Schutzfunktion wäre der Körper allen schädlichen Einflüssen, wie z. B. Umweltschadstoffen, krankhaften Veränderungen (Krebs), Viren, Krankheitserregern, Parasiten, Pilzen und Bakterien hilflos ausgeliefert. Das Besondere ist, dass das Immunsystem stets lernt und Informationen von Krankheitserregern abspeichert, sodass sich der Körper bei einem zweiten Kontakt schneller dagegen wehrt und heilt. Deshalb spricht man von zwei verschiedenen Arten von Immunsystemen. Das eine ist das angeborene (unspezifische) Immunsystem und wehrt allgemein die Erreger ab. Das erworbene (spezifische) Immunsystem bildet mit der Zeit sogenannte Antikörper, welche dann gezielt gegen Erreger eingesetzt werden. Es handelt sich also um eine erlernte bzw. spezifische Immunantwort. Da sich Bakterien und Viren immer wieder mit der Zeit verändern, hat auch das spezifische Immunsystem die Funktion, sich immer wieder neu anzupassen und dazuzulernen.

Das Abwehrsystem des Menschen umfasst verschiedene Organe, Zellen, Eiweißstoffe und Gefäßsysteme. Die erste Barriere, die ein Erreger nehmen muss, sind die Schleimhäute. Bereits im Speichel, der Tränenflüssigkeit und in den Zellen sind Enzyme enthalten, welche diesen Erreger ausschalten können. In den Bronchien befindet sich Schleim, in welchem Erreger hängen bleiben, um abtransportiert werden zu können. Durch die Magensäure werden die meisten Angreifer gestoppt. Körperliche Reaktionen, wie Husten und Niesen, befördern diese ebenfalls schnell aus dem Körper heraus. In der Schleimhaut des Darms befinden sich besonders viele Abwehrzellen, die hauptsächlich für die Immunabwehr verantwortlich sind. Fremdstoffe werden hier sofort erkannt und zerstört, bevor sie weiteren Schaden im Körper anrichten können. Allgemein befinden sich die für den Menschen so wichtigen Abwehrzellen direkt unter den Schleimhäuten, sodass Viren und Bakterien erst gar nicht tiefer eindringen können.

Mithilfe der Heilpflanzenmedizin kannst du dein Immunsystem das ganze Jahr über stärken, sodass es auch in schwierigen Zeiten, wie dem Jahreswechsel oder Stressphasen, optimal für dich arbeitet und seine Schutzfunktion hervorragend erfüllt. Hierbei können die nachfolgenden Pflanzenessenzen sehr hilfreich für dich sein.

5.2.1 Echinaceatinktur

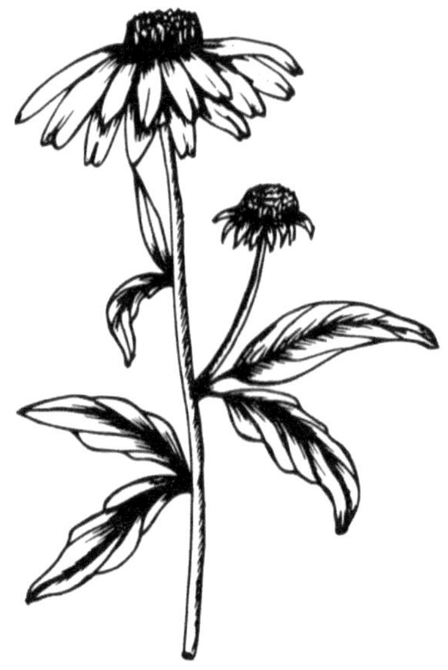

Der rote Sonnenhut (Echinacea purpurea) ist die am besten untersuchte und am meisten genutzte Heilpflanze, um das Immunsystem präventiv und in Krankheitsphasen zu unterstützen. Es wurde herausgefunden, dass durch eine Behandlung mit rotem Sonnenhut Krankheitsverläufe, z. B. eine Erkältung, sehr viel kürzer verlaufen und auch seltener sind. Vor allem die Präparate, welche aus frischen Pflanzen hergestellt werden, verfügen über einen hohen Wirkstoffgehalt und haben damit einen stärkeren Einfluss auf das Immunsystem.

Zu finden ist der rote Sonnenhut als Zierpflanze in Gärten und Parks. Wild wachsend ist er hingegen nicht zu finden. Es ist also ein Leichtes, diese wunderschön rosa leuchtende Blume im eigenen Garten oder auf dem Balkon zu kultivieren. Auch die Bienen und Schmetterlinge werden davon besonders angezogen.

Die Hauptblütezeit des roten Sonnenhuts ist zwischen Juli und September. Dann kannst du die Blüten frisch abpflücken oder sie als Strauß zusammengebunden über Kopf hängend trocknen lassen. Alternativ gibt es Echinaceakraut auch in getrockneter Form zu kaufen.

Der rote Sonnenhut gilt als sehr gut verträglich. Nur in Einzelfällen (bei Überempfindlichkeit) kann es zu Übelkeit, Bauchschmerzen oder allergischen Reaktionen kommen. Echinacea sollte nicht eingenommen werden, wenn eine chronische Erkrankung, Autoimmunerkrankungen und entzündliche Erkrankungen vorliegen. In jedem Fall ist bei einer bereits vorliegenden Diagnose eine ärztliche Absprache wichtig. Da die Wirkstoffe des roten Sonnenhuts das Immunsystem stimulieren, sollte diese Tinktur nicht verwendet werden, wenn bereits chemische Medikamente, im Speziellen zur Immunmodulation, eingenommen werden.

Rezept Echinaceatinktur:

- ◈ Befülle ein sauberes Schraubglas zu zwei Drittel mit den Blütenblättern oder ganzen Blütenköpfen des roten Sonnenhuts.

- ◈ Übergieße die Pflanzenteile mit mindestens 40-prozentigem Alkohol, bis alles gut bedeckt ist.

- ◈ Beschrifte das Glas mit dem Ansetzdatum und Inhalt.

- ◈ Jetzt dauert es zwischen vier und sechs Wochen, bis die Tinktur zur Abfüllung bereit ist. Lagere sie dafür bei Zimmertemperatur an einem dunklen Ort.

- ◈ Während die Blüten durchziehen, schüttelst du das Glas regelmäßig, um die Wirkstoffaufnahme zu unterstützen.

- ◈ Gib die Flüssigkeit durch einen Kaffeefilter und fülle sie in ein Braunglas.

◈ Beschrifte die Tinktur entsprechend und bewahre sie an einem dunklen, kühlen Ort auf.

Um dein Immunsystem zu stärken, kannst du diese Echinaceatinktur in den Übergangszeiten zwischen Frühling und Herbst als Kur anwenden. Dafür nimmst du nicht länger als zwei Wochen dreimal täglich 15 bis 20 Tropfen mit Wasser verdünnt ein. Zeigen sich bei dir erste Anzeichen einer Erkältung, wie z. B. Halskratzen, solltest du eine sofortige Erstdosis von 50 Tropfen mit Wasser verdünnt einnehmen, um das Immunsystem schnell zu unterstützen und zu stimulieren. Anschließend nimmst du die Tropfen wie bei der beschriebenen Kur ein.

5.2.2 Meerrettich-Kapuzinerkresse-Tinktur

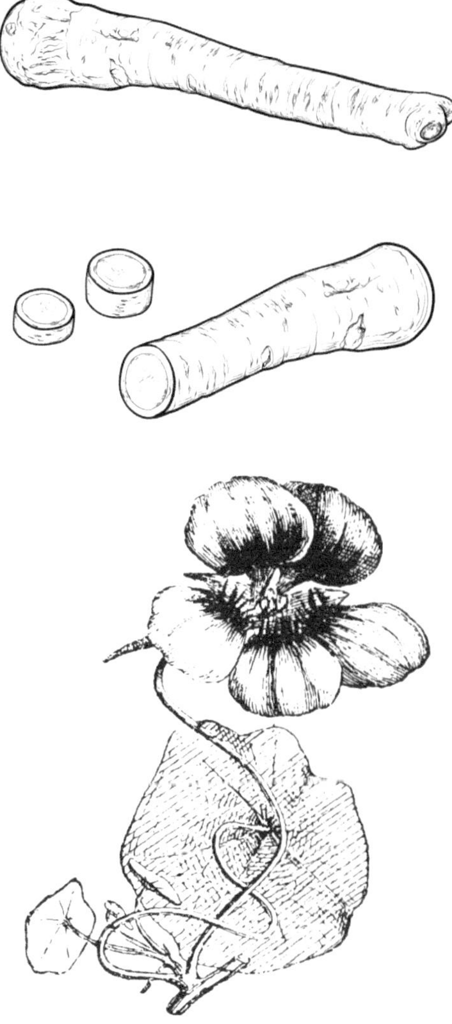

Das Immunsystem kann auch direkt bei der Bekämpfung von bösartigen Bakterien und Viren mithilfe eines natürlichen Antibiotikums unterstützt werden. Solch eine Tinktur sollte immer griffbereit sein, da sie besonders wirksam und gleichzeitig neben-wirkungsarm gegen Erkältungskrankheiten und Entzündungen hilft. Während der Körper mit der Zeit eine gewisse Resistenz gegen synthetische Antibiotika aufbaut, ist dies bei dieser natür-lichen Variante nicht der Fall. Aufgrund der sanften Wirkung der Heilpflanzen wird auch die gesunde Darmflora nicht angegrif-fen. Trotzdem hat diese Meerrettich-Kapuzinerkresse-Tinktur die Kraft, Bakterien, Pilze und Viren auszuschalten und gleichzeitig dein Immunsystem zu stärken.

Die Kapuzinerkresse (Tropaeolum majus) kam erst im 17. Jahrhun-dert nach Europa und stammt ursprünglich aus Peru. In den Gärten wird sie aufgrund ihrer orangen, gelben oder rot leuchtenden Blüten gerne als einjährige Zierpflanze angepflanzt. Viele schätzen aber auch ihre essbaren Blüten und Blätter oder nutzen sie als schöne Deko-ration für Speisen. Die Kapuzinerkresse ist als Heilpflanze aufgrund ihrer enthaltenen Senfölglykoside sehr interessant. Diese wirken stark antibakteriell, antiviral und antimykotisch. Besonders wirksam ist diese Heilpflanze in Kombination mit Meerrettich.

Der Meerrettich (Armoracia rusticana) ist vielen vor allem als wür-zendes Gemüse bekannt. Doch wurde wissenschaftlich auch belegt, dass er antimykotisch, antibakteriell und antibiotisch wirkt. So wird er aufgrund dieser Eigenschaften auch als das pflanzliche Penicil-lin bezeichnet. Auch er enthält Senföle, welche mit den Proteinen der Bakterien, Viren etc. eine Bindung eingehen können, sodass ihr gefährlicher Angriff auf die Körperzellen unterbunden wer-den kann. Aufgrund dieser intensiven Heilwirkung durfte sich der Meerrettich 2021 die Heilpflanze des Jahres nennen. Die Wurzeln des Meerrettichs sind von September bis April frisch im Gemüse-handel erhältlich. Du findest Meerrettich aber auch wild wachsend und kannst dessen Wurzeln im September ernten.

Beide Pflanzen können dich als natürliches Antibiotikum bei Bla-senentzündungen und Atemwegserkrankungen (wie Bronchitis, Schnupfen und Sinusitis) unterstützen.

Aufgrund der in den Pflanzen enthaltenen Senföle kann eine Anwendung bei Magen- oder Darmgeschwüren und -entzündungen oder Nierenentzündungen zusätzlich reizen und sollte daher vermieden werden. Manche Menschen zeigen allergische Reaktionen auf das ätherische Senföl, weshalb bei Symptomen sofort ein Arzt konsultiert werden sollte.

Rezept Meerrettich-Kapuzinerkresse-Tinktur

⬦ Für diese Tinktur nutzt du die Blätter der Kapuzinerkresse (etwa 50 g) und ein Stück Meerrettichwurzel (ca. 1 cm). Rasple die Wurzel und zerkleinere die Kapuzinerkresseblätter. Fülle beides in ein steriles Schraubglas.

⬦ Fülle das Glas mit hochprozentigem Alkohol von mindestens 40 % Vol. auf.

⬦ Beschrifte das Glas entsprechend mit dem Inhalt und dem Ansetzdatum.

⬦ Verschlossen zieht diese Tinktur an einem kühlen, dunklen Ort etwa zwei Wochen.

⬦ Schüttle das Glas regelmäßig.

⬦ Nach Ablauf der Zeit wird die entstandene Tinktur durch ein feinmaschiges Sieb oder einen Kaffee-/Teefilter gegeben.

⬦ Die entstandene Meerrettich-Kapuzinerkresse-Tinktur wird in Braunglasfläschchen abgefüllt.

Bei akuten Erkrankungen der Harnwege oder Atemwege kannst du dreimal täglich etwa 30 Tropfen verdünnt einnehmen. Bei Entzündungen im Rachenraum, z. B. bei Mandelentzündungen, kannst du die verdünnte Mischung auch zum Gurgeln verwenden. Die Tinktur sollte allerdings nicht länger als sechs Wochen am Stück eingesetzt werden, um Reizungen der Magenschleimhaut zu verhindern.

5.2.3 Thymiantinktur

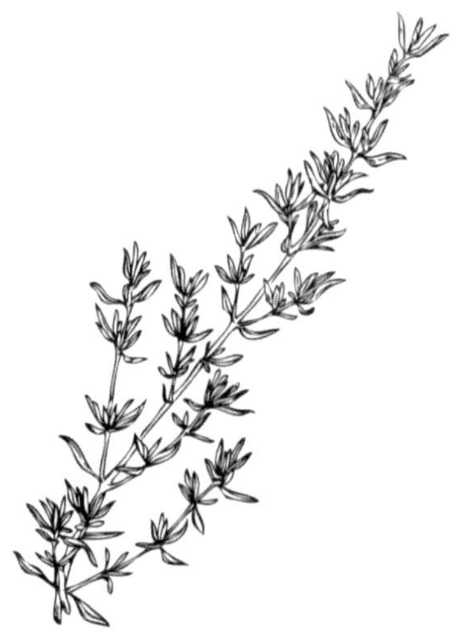

Thymian (Thymus vulgaris) ist eine Heilpflanze und ein Gewürzkraut, das vor allem im Mittelmeerraum aufgrund des milden Klimas wild wächst. Sein Name leitet sich von dem griechischen Wort „thymos" ab und bedeutet so viel wie Kraft und Mut. Bereits die römischen Legionäre benutzten Thymian, um sich damit auf bevorstehende Kämpfe vorzubereiten. Auch im alten Ägypten und in der Antike wurde Thymian als Heilpflanze und Küchenkraut verehrt. Hippokrates benutzte Thymian vor allem zur Behandlung von Atemwegserkrankungen. In der mediterranen Küche ist Thymian als Gewürzkraut nicht wegzudenken. Doch als Heilpflanze ist er hervorragend geeignet, um das Immunsystem zu stärken. Thymian ist ein Tausendsassa und kann bei vielen verschiedenen Anwendungsgebieten helfen. Herausragend ist jedoch seine antimikrobielle, schleimlösende und hustenstillende Wirkung, sodass er vor allem auf die Atmungsorgane positiv wirkt. Er besitzt die Eigenschaft, sogenannte Restpathogene, das sind schädliche Eindringlinge aus der Lunge, beseitigen zu können. Daher hat sich Thymian bei Entzündungen der Bronchien, der Lunge und der Atemwege sehr bewährt. Zudem wirkt er wärmend auf den Körper, was dem Immunsystem vor allem in der kalten Jahreszeit behilflich sein kann.

Auch wirkt er positiv auf die Verdauungsorgane und lindert Blähungen, Sodbrennen, Krämpfe und chronische Gastritis. Bei Harnwegsinfektionen hilft er durch seine entzündungshemmende Eigenschaft. Er gilt als sanftes pflanzliches Antibiotikum, denn er wirkt antibakteriell und antiviral. Das ätherische Öl Thymol ist der kraftvolle Wirkstoff, der schleim- und krampflösend auf die Atemwege wirkt. Bei Entzündungen im Mund- und Rachenraum kann Thymian Schmerzen stillen und die Stelle desinfizieren.

Da Thymian eine winterharte Pflanze ist, kannst du sie das ganze Jahr über aus dem Garten ernten. Außerdem lässt er sich auch sehr gut in Töpfen züchten. Für eine Tinktur kannst du die frisch geschnittenen Stängel verwenden oder auch auf getrockneten Thymian aus dem Biomarkt zurückgreifen.

Thymian ist eine Heilpflanze, die als recht verträglich gilt. In seltenen Fällen kann es zu allergischen Reaktionen kommen, wie z. B. Magenbeschwerden, Hautausschlag, Nesselsucht oder Verkrampfung der Bronchien. Auch hier gilt es, sofort einen Arzt oder Heilpraktiker aufzusuchen und allergische Symptome abklären zu lassen. Schwangere, Stillende und Kinder nehmen alkoholische Tinkturen grundsätzlich nicht ein.

Rezept Thymiantinktur:

- ◈ Befülle das gereinigte Schraubglas mit zwei Drittel frisch geschnittener und zerkleinerter Thymianstängel.

- ◈ Übergieße die Heilpflanze mit 40-prozentigem Alkohol (z. B. mit Wodka), sodass alles gut bedeckt ist.

◈ Notiere dir das Ansetzdatum und den Inhalt.

◈ Diese Heilpflanzenessenz zieht nun an einem dunklen Ort bei Zimmertemperatur vier bis sechs Wochen.

◈ Schüttle das Glas regelmäßig, um die Wirkstoffaufnahme zu unterstützen.

◈ Nach der Wartezeit gibst du die entstandene Flüssigkeit durch ein feines Sieb oder einen Kaffeefilter.

◈ Die fertige Essenz sollte in einer dunklen Flasche aufbewahrt werden.

◈ Lagere sie an einem dunklen und kühlen Ort, dann halten sich die Wirkstoffe mindestens ein Jahr, teilweise auch länger.

Zur Stärkung des Immunsystems kannst du deine Thymiantinktur über vier bis sechs Wochen als Kur mit dreimal 10 Tropfen verdünnt am Tag anwenden. Bei akuten Erkältungskrankheiten wird die Dosis auf 20 bis 30 Tropfen erhöht und ebenfalls dreimal täglich mit Wasser oder Tee verdünnt eingenommen. Liegen Entzündungen im Mund- oder Rachenraum vor, z. B. bei Mandelentzündungen, kannst du mit 100 ml Wasser und einem Esslöffel Thymiantinktur eine entzündungshemmende Mundwasserspülung durchführen.

5.3 Tinkturrezepte für besseren Schlaf

Ausreichend Schlaf ist so wichtig für Körper, Geist und Seele. Während der Schlafenszeit hat das Gehirn Zeit, all das am Tag Erfahrene erst einmal verarbeiten und ordnen zu können. Auf körperlicher Ebene geschehen viele Reinigungs- und Regenerationsprozesse, welche besonders wichtig für das Immunsystem, die Organe und den Stoffwechsel sind. Wer tief und fest schläft, wacht am nächsten Morgen nicht nur erholt auf, sondern ist auch seelisch ausgeglichener. Schwer in den Schlaf zu finden und/ oder durchzuschlafen kann viele verschiedene Ursachen haben. So können Stress, Beziehungsprobleme, Nervosität vor einem besonderen Ereignis etc. das Ein- und Durchschlafen erschweren. Bei vorliegenden Erkrankungen (wie z. B. einer Erkältung) kann der Schlaf ebenfalls gestört sein. Äußere Faktoren (wie z. B. ein schnarchender Partner, kleine Kinder oder Straßenlärm) können ebenfalls einen gesunden und erholsamen Schlaf verhindern. Dieser stellt sich nämlich nur ein, wenn es möglich ist, seinem persönlichen und gewohnten Schlafrhythmus folgen zu können. Auch hier ist jeder Mensch anders, sodass die Qualität des Schlafes und jener Rhythmus sehr unterschiedlich sein können. Manche brauchen mehr Schlafzeit als andere, einige Menschen würden sich eher als Frühaufsteher bezeichnen, andere als Nachtmenschen.

Von Schlafstörungen wird dann gesprochen, wenn Ein- und Durchschlafschwierigkeiten mehrere Nächte hintereinander andauern bzw. sogar chronisch werden. Man spricht von einer Insomnie, wenn mindestens drei Nächte hintereinander über einen Zeitraum von ein bis drei Monaten immer wieder Probleme beim Ein- und Durchschlafen auftauchen und keine körperlichen, psychischen oder externen Störungen dafür verantwortlich gemacht werden können. Länger andauernde Schlafstörungen können für den Betroffenen ein erheblicher Leidensdruck sein und die Leistungsfähigkeit tagsüber enorm herabsetzen. Pflanzliche Mittel können hierbei unterstützen, zurück in einen harmonischen Schlafrhythmus zu finden. Doch sollte parallel dazu auch allgemein der eigene Lebensstil betrachtet und angepasst werden. In manchen Fällen kann es sehr wichtig sein, eine therapeutische Begleitung in Anspruch zu nehmen, um den Schlaf zu optimieren.

Die folgenden Tinkturrezepte werden aus Heilpflanzen hergestellt, die für ihre beruhigenden und schlaffördernden Eigenschaften besonders geschätzt werden.

5.3.1 Lavendeltinktur

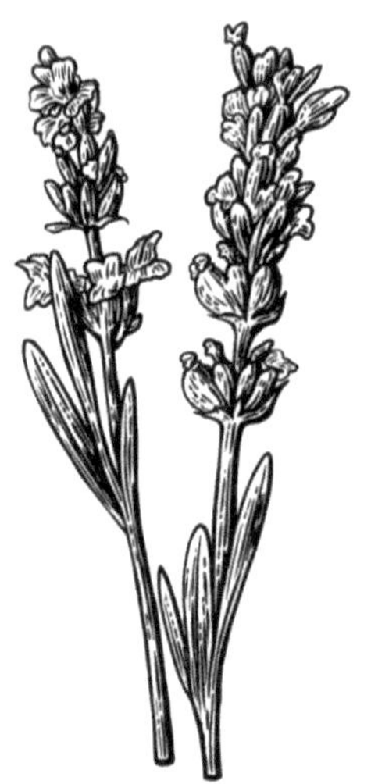

Viele lieben den Duft von Lavendel (Lavandula angustifolia) und den schönen Anblick seiner lilafarbenen Blüten. Sofort denkt man an den Süden Frankreichs, wo er in der Provence üppig auf weiten Feldern gedeiht, um das wohlriechende Lavendelöl zu gewinnen. Auch in anderen Mittelmeergebieten (wie Spanien und Italien) findet man ihn, denn er liebt das warme und trockene Klima. Diese Zier- und Heilpflanze ist besonders beliebt in Parks, Gärten und auf Balkonen, denn sie lockt Schmetterlinge und Bienen an, vertreibt aber Mücken und Motten. Während das ätherische Öl des Lavendels eine beliebte Zutat in der Kosmetikindustrie ist, wissen auch viele um seine entspannende und schlaffördernde Eigenschaft. Er beruhigt nicht nur das Nervensystem, hilft also bei innerer Unruhe, Ängsten und Schlaflosigkeit, sondern wirkt auch entkrampfend, entzündungshemmend und antibakteriell. Lavendel als Heilpflanze verbessert die Filterfunktion des Nervensystems für äußere Reize. Somit können die überlasteten Nerven wieder normal arbeiten. Lavendel kann im eigenen Garten oder auf dem Balkon gepflanzt oder getrocknet erworben werden. Zum Ansatz einer Tinktur ist immer die frisch geerntete Pflanze vorzuziehen.

Da es sich bei Lavendel um eine sehr sanfte Heilpflanze handelt, sind Nebenwirkungen nur in seltensten Fällen zu erwarten. Aber auch hier kann es bei äußerlicher und/oder innerlicher Anwendung zu allergischen Reaktionen kommen. Diese können sich als Hautreizungen zeigen, in großen Mengen eingenommen könnte Lavendel zu Magen-Darm-Beschwerden führen. Bitte kontaktiere sofort deinen Arzt oder Heilpraktiker, solltest du nach der Einnahme oder äußerlichen Verwendung der Tinktur solche Reaktionen bemerken.

Rezept Lavendeltinktur:

◈ Fülle frische oder getrocknete Lavendelblüten in ein gereinigtes Schraubglas und drücke sie leicht fest.

◈ Verwende zum Auffüllen Alkohol mit mindestens 40 % und bedecke alle Blüten damit.

◈ Verschließe das Glas und notiere Inhalt und Einlegedatum.

◈ Deine Tinktur sollte nun mindestens drei bis vier Wochen an einem dunklen Ort bei Zimmertemperatur durchziehen können.

◈ Schüttle täglich das Glas, damit sich die Wirkstoffe besser lösen und sich kein Schimmel bildet.

◈ Wenn die Zeit gekommen ist, kannst du die entstandene Lavendeltinktur durch einen Kaffee- oder Teefilter gießen und in beschriftete Braunglasflaschen abfüllen.

Bei Schlafproblemen oder Unruhezuständen kannst du abends bis zu 20 oder 30 Tropfen der Lavendeltinktur in ein Glas lauwarmes Wasser geben und zwei Stunden vor dem Schlafengehen trinken. Doch auch tagsüber kann dir deine Lavendeltinktur helfen, wenn du z. B. unter leichten Depressionen oder Angstzuständen leidest. Lavendel stärkt die Seele und wirkt stimmungsaufhellend. Nimm dafür dreimal täglich 10 bis 20 Tropfen mit Wasser verdünnt ein. Du kannst die Lavendelessenz auch nutzen, wenn du z. B. unter Blähungen, Krämpfen oder einem nervösen Magen leidest.

5.3.2 Zitronenmelissentinktur

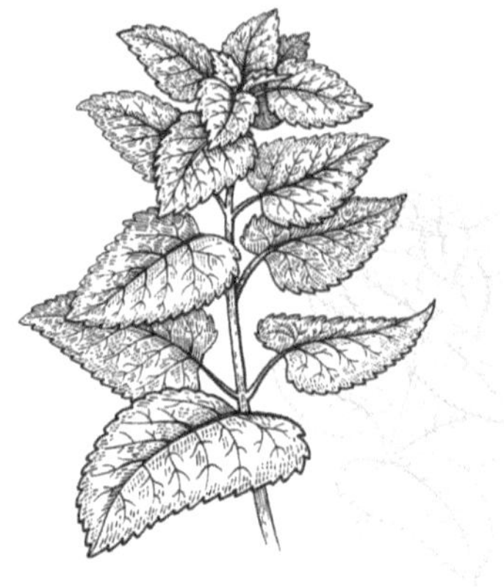

Zitronenmelisse (Melissa officinalis) hat ein frisches, zitroniges Aroma, weswegen sie auch gerne als Würzkraut in der Küche eingesetzt wird. Als Heilpflanze wird sie aufgrund ihrer entspannenden Wirkung auf das Nervensystem schon seit vielen Jahrhunderten genutzt. Sie wirkt beruhigend bei Ängsten und Schlafstörungen und wird auch gerne bei Erkältungsbeschwerden zur Linderung von Halsschmerzen, Fieber und Kopfschmerzen eingesetzt. Das ätherische Öl der Zitronenmelisse enthält die heilsamen Hauptwirkstoffe Citral und Citronellal, außerdem Gerbstoffe und Flavonoide. Bewährt hat sich die Zitronenmelisse auch zur äußeren Anwendung bei Lippenherpes, da sie antiviral wirkt.

Es gibt sehr viele Melissenarten, doch die Zitronenmelisse sticht mit ihrem Zitronenaroma heraus. Man kann sie aber leicht mit der Zitronenminze verwechseln. Sie bevorzugt halbschattige, geschützte Standorte und kann sehr gut selbst angebaut werden. Die Zitronenmelisse entfaltet ihren Duft und höchsten Wirkstoffgehalt vor der Blüte. Mit der Blüte gehen Duft und Heilkraft fast vollständig verloren. Daher ist es ratsam, die Zitronenmelisse noch vor der Blüte zu ernten.

Bekannt wurde die Melisse auch durch den Klosterfrau Melissengeist. Hierfür wird traditionell eine speziell gezüchtete Klostermelisse benutzt, welche eine Form der Zitronenmelisse ist.

Die Melissenessenz sollte, wie alle Heilpflanzentinkturen, nicht über einen längeren Zeitraum angewendet werden. Allergische Reaktionen können möglich sein und bedürfen einer sofortigen ärztlichen Abklärung.

Rezept Zitronenmelissentinktur:

- ◈ Befülle ein sauberes und steriles Schraubglas zu etwa zwei Drittel mit frisch geernteten Zitronenmelissenblättern. Zerschneide die Blätter oder zerreibe sie in einem Mörser zu einem Brei.

- ◈ Gieße nun einen Ansatzalkohol mit mindestens 40 % Vol. über die Zitronenmelisse, sodass alle Blätter davon bedeckt sind.

- ◈ Verschließe das Glas und schreibe Inhalt und Ansetzdatum auf ein Etikett.

- ◈ Die angesetzte Tinktur muss nun mindestens eine bis drei Wochen an einem dunklen Ort bei Zimmertemperatur durchziehen.

- ◈ Schüttle die Flüssigkeit am besten täglich zur Unterstützung der Wirkstoffextraktion.

- ◈ Die fertige Tinktur gibst du zum Filtrieren durch einen Tee- oder Kaffeefilter.

- ◈ Bewahre die Zitronenmelissentinktur in Braungläsern auf und notiere dir Inhalt und Abfülldatum.

- ◈ Lagere die Tinktur an einem dunklen und eher kühlen Ort.

Zur Ein- und Durchschlaf-Förderung kannst du dreimal täglich 10 bis 20 Tropfen mit Wasser verdünnt einnehmen. Bei akuten Beschwerden kann die Dosis erhöht werden. Äußerlich angewandt hilft dir die Tinktur auch bei Muskelverspannungen und Muskelkater.

5.3.3 Hopfentinktur

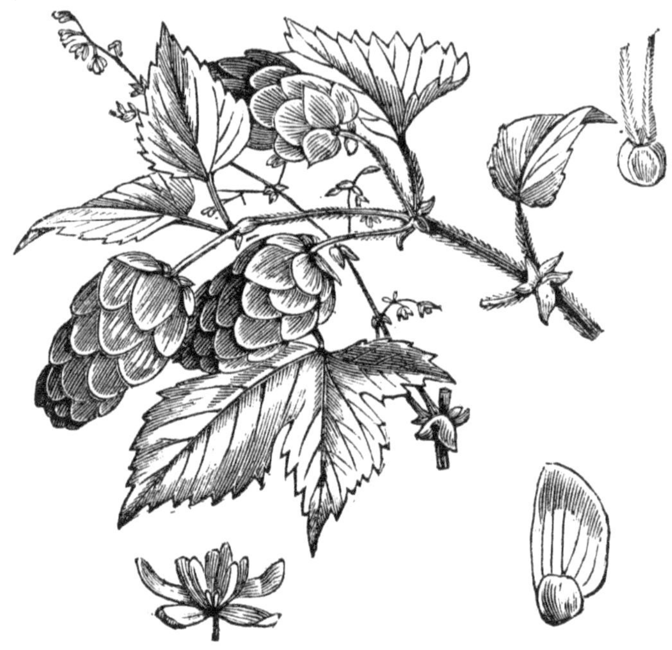

Eine weitere Heilpflanze, die bei Ein- und Durchschlafproblemen helfend wirkt, ist der Hopfen (Humulus lupulus). Bereits aus der Volksheilkunde ist bekannt, dass er dabei hilft, wieder zurück ins Gleichgewicht zu kommen, wenn z. B. der eigene Schlafrhythmus gestört ist. Hopfen gehört zur Familie der Hanfgewächse und blüht von Juli bis August. Für die Pflanzenheilkunde werden die weiblichen Hopfenzapfen benutzt. Darin befinden sich spezielle Drüsen, welche Phytohormone, Harze und ätherische Öle aussondern, die als die wirkvollen Substanzen des Hopfens gelten. Sie wirken vor allem beruhigend, schlaffördernd, antioxidativ, entzündungshemmend, krampflösend und antimikrobiell. Deshalb wird Hopfen als Heilpflanze gerne bei Schlafstörungen eingesetzt und hilft dabei, schneller einschlafen zu können und die Schlafqualität an sich zu verbessern. Auch bei Wechseljahresbeschwerden und Magen-Darm-Beschwerden zeigt diese Heilpflanze ihre Wirkung.

Es wurden keine schwerwiegenden Nebenwirkungen bei der Verwendung von Hopfen festgestellt. Trotzdem kann es bei Hautkontakt und innerlicher Einnahme zu allergischen Reaktionen kommen, welche sofort ärztlich behandelt werden müssen. Aufgrund der enthaltenen Pflanzenhormone und der Verwendung von Alkohol zur Herstellung der Tinktur ist dieses Rezept nicht geeignet für Schwangere, Stillende, Kinder und Menschen mit schweren Vorerkrankungen. Bei gleichzeitiger Einnahme von Medikamenten sollte dies stets mit einem Arzt oder Heilpraktiker besprochen werden.

Rezept Hopfentinktur:

- Befülle das Schraubglas mit zerkleinerten Hopfenzapfen, sodass das Glas zu zwei Drittel befüllt ist.

- Fülle es mit mindestens 40-prozentigem Alkohol, wie z. B. Wodka oder Doppelkorn, auf.

- Verschließe das Glas und notiere dir den Inhalt und das Ansetzdatum.

- Diese Hopfentinktur solltest du für etwa drei bis sechs Wochen an einen hellen, warmen Ort stellen (keine direkte Sonneneinstrahlung).

- Schüttle das Glas regelmäßig.

- Nach Ablauf der Zeit gibst du die Flüssigkeit durch ein feines Tuch oder einen Tee-/Kaffeefilter und füllst sie in Braunglasflaschen ab.

- Notiere dir das Abfülldatum und den Inhalt.

Von deiner nun entstandenen Hopfentinktur kannst du dreimal täglich 15 bis 25 Tropfen mit Wasser oder Tee verdünnt einnehmen. Damit der Hopfen seine schlaffördernde Wirkung optimal für dich entfalten kann, empfiehlt es sich, die Tropfen mindestens eine Stunde vor dem Schlafen einzunehmen.

5.4 Tinkturrezepte zur Linderung von Schmerzen

Körperliche Schmerzen können die unterschiedlichsten Ausprägungen haben und darauf hinweisen, dass etwas im menschlichen System aus dem Gleichgewicht geraten ist. Besonders schwierig wird es, wenn Schmerzen chronisch, also regelmäßig wiederkehrend oder andauernd werden. Um den Alltag trotzdem meistern zu können, greifen viele schnell zur Schmerztablette, welche die Symptome ausschaltet oder zumindest erträglicher macht. Doch damit ist die Ursache des Schmerzes noch nicht klar, denn erst, wenn dort der Heilungsprozess ansetzt, kann der Körper dauerhaft von diesem Leiden befreit werden. Problematisch ist ebenfalls, dass chemische Mittel meist mit Nebenwirkungen einhergehen und der Gesundheit Schaden zufügen können, vor allem, wenn sie über einen längeren Zeitraum eingenommen werden. Muskeln, Leber und Nieren leiden am meisten unter Behandlungen mit chemischen Stoffen. Manche Schmerzmittel können sogar in eine Abhängigkeit führen, da ohne sie ein normaler Alltag nicht mehr möglich wäre. In der Regel werden von schulmedizinischer Seite unterschiedlich starke Schmerzmittel, Antidepressiva oder Antiepileptika gegen Schmerzen verschrieben. Es gibt jedoch die Möglichkeit, auch mit pflanzlichen Schmerzmitteln zu arbeiten, welche entzündungshemmend wirken und Schmerzen ohne starke Nebenwirkungen lindern können. Es ist ein sanfterer Weg zurück zu mehr Wohlbefinden. Dabei ist es wichtig, der Ursache des Schmerzes ganzheitlich auf den Grund zu gehen und neben dem Einsatz von Heilpflanzen auch den eigenen Lebensstil zu analysieren.

Es wird in Zahlen angegeben, dass etwa 1,5 Milliarden Menschen weltweit unter ständigen, chronischen Schmerzen leiden. Man kann sich vorstellen, dass daher das Geschäft mit der schnellen, chemischen Lösung ein sehr gewinnbringendes ist. Zurückzufinden zu einem allumfassenden, gesünderen Lebensstil und den Körper bei seinen Heilprozessen zu unterstützen, ja die eigenen Heilkräfte zunächst wieder zu aktivieren, kann jeder selbst in die Hand nehmen und so zu mehr Verantwortung für sich und sein Wohlbefinden gelangen.

Die grundsätzliche Ursache von physischem Schmerz sind meist Entzündungsprozesse im Körper. Genauso wie es weh tut, wenn man sich z. B. in den Finger schneidet und sich eine offene Wunde entzündet, schmerzen auch innere Entzündungsherde, bis sie wieder abheilen. Bereiche des menschlichen Körpergewebes sind verletzt und verursachen den Schmerz. Dieser erfüllt dabei eine Warn- und Schutzfunktion, denn der Körper zeigt, dass er Zeit zum Heilen, zur Schonung benötigt. Schmerzsensoren, die sogenannten Nozizeptoren, senden bei Schädigungen Signale über die peripheren Nerven und über das Rückenmark an das Gehirn. Hierbei können unterschiedliche Areale des Körpers betroffen sein und verschiedene Ursachen vorliegen:

- ◈ Entzündungen innerer Organe (z. B. Blinddarmentzündung)
- ◈ Schäden am Bewegungsapparat
- ◈ Hautverletzungen (z. B. Verbrennung, Schnitt- und Schürfwunden, Verätzungen)
- ◈ Unterversorgung (z. B. Sauerstoffmangel, Vitaminmangel)
- ◈ Knochenbrüche
- ◈ Karies
- ◈ Nervenschmerzen (neuropathische Schmerzen)
- ◈ Vergiftungen

◈ Narbenschmerzen

◈ Muskelschmerzen (z. B. Verspannungen, Zerrungen, Ver-
härtungen)

◈ Gelenkschmerzen (z. B. Rheuma, Arthrose, Arthritis)

◈ Schmerzen des Bindegewebes

◈ Kopfschmerzen, Migräne

Die folgenden Tinkturrezepte mit Heilpflanzen sollen dir dabei helfen, für verschiedene Arten von Schmerzen Essenzen zur Hand zu haben, um den Körper auf sanfte und ganzheitliche Weise bei seinen Heilprozessen zu unterstützen. Natürlich gibt es hier Grenzen und gerade bei chronischen Schmerzen braucht es eine ganzheitliche Behandlung des Körpers und zusätzliche Begleitung eines Arztes oder Heilpraktikers. Auch eine Kombination chemischer Schmerzmittel und natürlicher Heilmittel muss vorher aufeinander abgestimmt werden.

5.4.1 Teufelskrallentinktur bei Schmerzen des Bewegungsapparates

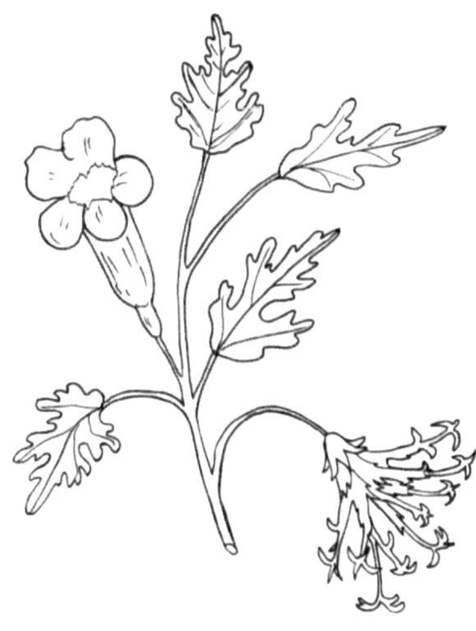

Bei Schmerzen des Bewegungsapparates, wie z. B. Rücken-, Muskel- und Gelenkschmerzen, kann eine Essenz aus der Teufelskralle (Harpagophytum procumbens) Linderung verschaffen. Sie gehört zu den Sesamgewächsen und kommt ursprünglich aus Afrika, weshalb sie auch oft als afrikanische Teufelskralle bezeichnet wird. Sie trägt diesen Namen, da die bis zu 15 cm großen Früchte der Teufelskralle mit Widerhaken versehen sind, die an Krallen erinnern. Sie dienen dazu, sich im Fell vorbeistreifender Tiere anzuhaften und so die Samen der Pflanze zu verbreiten. Auch der botanische Name bedeutet aus dem Griechischen übersetzt „Enterhaken". Ihre Heimat ist Afrika, daher liebt diese Heilpflanze sandige Böden und heißes Klima.

In afrikanischen Stämmen wurde die Knolle der Teufelskralle bereits früh als Heilmittel benutzt, um Verdauungsprobleme, Fieberschübe, Arthritis und Muskelschmerzen zu behandeln. In der westlichen Naturheilkunde wird diese Heilpflanze heutzutage sehr gerne verwendet, um entzündliche Arthritis, Arthrose und rheumatische Schmerzen zu lindern. Zur Herstellung natürlicher Heilmittel aus der Teufelskralle wird die Knolle benutzt. Die dicke Hauptwurzel der Pflanze bildet mehrere Wurzelausläufer, an denen sich diese knolligen Sekundärwurzeln bilden. Jene Sekundärknollen enthalten besonders viele Wirkstoffe und sind die Teile der Teufelskralle, die medizinisch verwendet werden.

Wissenschaftliche Untersuchungen konnten ergeben, dass die Teufelskralle eine natürliche Zusammenstellung verschiedener Inhaltsstoffe enthält, welche die schmerzauslösenden körpereigenen Botenstoffe und Enzyme hemmen. Hervorzuheben ist hier der Bitterstoff Harpagosid, welchem eine schmerzlindernde und entzündungshemmende Wirkung zugesprochen wird.

Eine Tinktur aus Teufelskralle herzustellen, kann für dich von Nutzen sein, wenn du vor allem Schmerzen des Bewegungsapparates behandeln möchtest, wie z. B. Muskelschmerzen, Gelenkschmerzen, Rückenschmerzen, rheumatische Beschwerden, Arthrose und Arthritis.

Zum Ansatz einer Tinktur wird die Speicherwurzel der Teufelskralle benutzt. Diese Heilpflanze ist nur schwer selbst anzubauen, da sie die klimatischen Bedingungen ihrer afrikanischen Heimat benötigt, um wirklich gut wachsen zu können. Es gibt aber die Möglichkeit, Knollen der Teufelskralle über den Onlineversand zu erwerben.

Nebenwirkungen durch die Einnahme der Teufelskrallenessenz sind gering. Bei Überempfindlichkeit des Magen-Darm-Traktes kann es zu Beschwerden wie Übelkeit, Durchfall, Magenschmerzen kommen. Dies liegt am hohen Gehalt der Bitterstoffe in dieser Heilpflanze. Bei äußerlicher Anwendung können allergische Reaktionen der Haut auftreten. In beiden Fällen sollte die Behandlung sofort abgebrochen werden. Liegen bereits schwerwiegende Erkrankungen vor, muss eine Selbstmedikation mit Teufelskralle auf jeden Fall ärztlich begleitet werden.

Rezept Teufelskrallentinktur:

- Zum Ansatz der Tinktur verwendest du die getrocknete Knolle der Teufelskralle und schneidest sie in Scheiben oder kleine Stücke. Gib diese in ein gereinigtes Schraubglas, sodass es zu zwei Drittel befüllt ist.

- Übergieße alle Teile der Wurzel mit hochprozentigem Alkohol (mindestens 40 % oder höher).

- Notiere dir das Ansetzdatum und den Inhalt.

- Die angesetzte Teufelskrallentinktur zieht nun mindestens zwei bis sechs Wochen an einem dunklen Ort bei Zimmertemperatur durch.

- Schüttle das Schraubglas täglich. So unterstützt du die Extraktion der Wirkstoffe durch den Alkohol.

- Nach zwei bis sechs Wochen wird die Flüssigkeit durch einen Kaffee-/Teefilter oder ein feines Sieb gegeben und in dunkle Glasflaschen abgefüllt.

- Beschrifte sie mit dem Inhalt und dem Abfülldatum und bewahre sie an einem dunklen und kühlen Ort auf.

Als Schmerzmittel kannst du diese Tinktur innerlich anwenden, indem du dreimal täglich 10 bis 50 Tropfen mit Wasser verdünnt zu dir nimmst. Steigere die Dosis langsam und passe sie entsprechend der vorliegenden Schmerzen des Bewegungsapparates an. Äußerlich angewendet kannst du die Tinktur für Einreibungen, Wickel und Bäder benutzen.

5.4.2 Mädesüßtinktur bei Kopfschmerzen

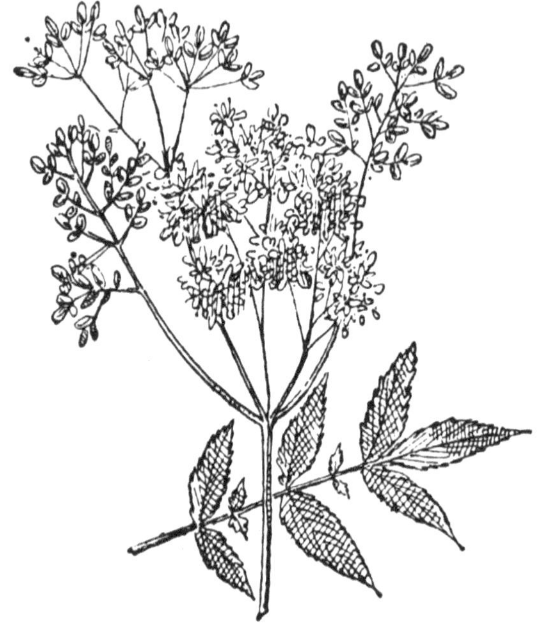

Kopfschmerzen können viele verschiedene Ursachen haben, weshalb diese Art physischer Schmerzen laut Weltgesundheitsorganisation (WHO) unterschiedlich klassifiziert werden in primäre und sekundäre Kopfschmerzen sowie kraniale Neuralgien und andere Kopfschmerzen. Die meisten Menschen leiden an primären Kopfschmerzerkrankungen, zu welchen Migräne, Spannungskopfschmerzen und Clusterkopfschmerzen zählen. Ihr Ursprung liegt in Verkrampfungen bestimmter Muskeln, welche durch Infektionen, Stress und Umweltgifte ausgelöst werden können. Diese Form von Kopfschmerzen ist meist chronisch. Sekundäre Kopfschmerzerkrankungen treten als Begleiterscheinung von Erkrankungen, wie z. B. einer Grippe, Nasennebenhöhlenentzündungen, Tumoren und Erkrankungen der Hals- oder Brustwirbelsäule, auf. Neuralgisch bedingte Kopfschmerzen, die dritte Klassifikation von Kopfschmerzerkrankungen, basieren auf der Störung oder Schädigung von Nerven im Gesichtsbereich. Vor allem Nervenschädigungen im Kiefer, bei den Zähnen und am Auge können unangenehme Druckschmerzen verursachen.

Bei der Behandlung mit natürlichen Substanzen ist vorher abzuklären, welche dieser Ursachen den empfundenen Kopfschmerzen zugrunde liegt. Die Heilpflanze Mädesüß (Filipendula ulmaria) wird in der Naturheilkunde bei allgemeinen, eher leichten Kopfschmerzen empfohlen. Sie stellt eine milde Form des Aspirins dar, da sie über den Wirkstoff Salicylsäure verfügt, der eine sehr ähnliche Wirkung zur Acetylsalicylsäure des chemisch hergestellten Schmerzmittels aufweist. Bei stärkeren Kopfschmerzen bis hin zur Migräne empfiehlt sich die bereits beschriebene Weidenrinde, welche einen höheren Gehalt an Salicylsäure hat. Vorher sollte jedoch ärztlich abgeklärt werden, ob eine Unverträglichkeit gegenüber diesem Wirkstoff vorliegt. Mädesüß wirkt fiebersenkend und entzündungshemmend, weshalb es bei Kopfschmerzen, die mit einer Erkältungskrankheit einhergehen, besonders gut unterstützen kann.

Mädesüß gehört zu den Rosengewächsen und ist im europäischen Raum vor allem auf feuchten Wiesen zu finden. Es blüht von Juni bis August mit leuchtend cremeweißen Blüten, die einen besonders lieblichen, angenehmen Duft verströmen. Zur Verwendung für eine Tinktur wird das blühende Kraut verwendet, sobald die Heilpflanze in voller Blüte steht.

Nebenwirkungen sind bei dieser Heilpflanze kaum bekannt. Eine gleichzeitige Einnahme von Mädesüßessenzen und synthetischen Mitteln mit Acetylsalicylsäure sollte vermieden werden. Wie bei allen Pflanzensubstanzen kann es jedoch zu körperlichen Reaktionen kommen, wenn eine Allergie dagegen vorliegt.

Rezept Mädesüßtinktur:

- ❖ Befülle das gereinigte Schraubglas zu maximal zwei Drittel mit frisch gesammelten oder getrockneten Mädesüßblüten. Kontrolliere bitte vorher, dass alle Insekten die Pflanze verlassen konnten.

- ❖ Übergieße die Heilpflanze mit 40-prozentigem Alkohol, sodass alles gut bedeckt ist.

- ❖ Notiere dir das Ansetzdatum und den Inhalt.

- ❖ Zwei bis sechs Wochen sollte die Mädesüßtinktur nun an einem dunklen Ort bei Zimmertemperatur durchziehen.

- ❖ Schüttle das Glas regelmäßig, um die Wirkstoffaufnahme zu unterstützen.

- ❖ Nach der Wartezeit gibst du die entstandene Flüssigkeit durch ein feines Sieb oder einen Kaffeefilter.

- ❖ Die fertige Essenz sollte, wie alle anderen Tinkturen, in einer dunklen Glasflasche aufbewahrt werden.

- ❖ Lagere sie an einem dunklen und kühlen Ort, dann halten sich die Wirkstoffe bis zu zwei Jahre.

Aufgrund der sanften Wirkung dieser Pflanzentinktur ist es wichtig, sie bei Kopfschmerzen regelmäßig über den Tag verteilt einzunehmen, um immer wieder einen entsprechenden Impuls an den Körper zu geben. Trinke dafür dreimal täglich 15 bis 20 Tropfen mit Wasser verdünnt und gönne dir ausreichend Ruhe und Entspannung zur Linderung der Kopfschmerzen.

5.4.3 Kurkumawurzeltinktur bei Schmerzen im Magen-Darm-Bereich

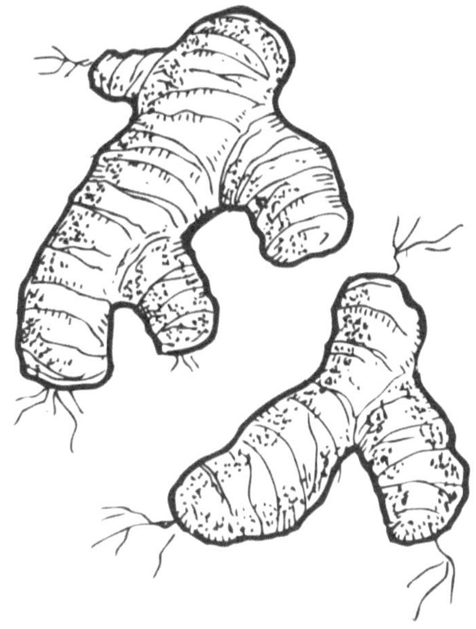

In der Traditionellen Chinesischen Medizin (TCM) setzt man bereits lange auf die heilende Wirkung der Kurkumawurzel (Curcuma longa). Diese Heilpflanze gehört zu den Ingwergewächsen und wird auch als Gelbwurz oder Safranwurzel bezeichnet. Aufgrund ihrer leuchtend gelben Farbe wurde sie bereits im Altertum nicht nur als Heilpflanze, sondern auch zum Färben von Stoffen genutzt.

Kurkuma wächst ursprünglich vor allem in subtropischen Regionen Südasiens, Indiens, Thailands, in China und in Australien. Doch auch im europäischen Raum findet die Heilknolle immer mehr Anhänger und ist in gut sortierten Biomärkten frisch erhältlich. In getrockneter und gemahlener Form wird Kurkuma auch gerne als Gewürz zu Currys dazugegeben. Die krautige Pflanze Kurkuma bildet, genauso wie Ingwer, knollenähnliche Triebe aus, die unterirdisch wachsen. Am Ende eines länglichen, knollig verdickten Wurzelstocks können Nebenwurzeln entstehen. Darin sind, neben Nährstoffen und ätherischen Ölen, auch Curcuminoide mit dem Hauptinhaltsstoff Curcumin gespeichert. Daneben enthält Kurkuma auch viele Vitamine und wichtige Mineralstoffe.

Besonders entscheidend ist der enthaltene Wirkstoff Curcumin, der stark entzündungshemmend wirkt. So hilft Kurkuma bei akuten und kurzzeitigen Entzündungen, repariert dadurch entstandene Schäden und schützt vor Bakterien. Daher wird Kurkuma auch gerne bereits präventiv eingesetzt, um Entzündungsherde im Körper zu vermeiden. Zur besseren Absorption des Wirkstoffes wird Kurkuma mit schwarzem Pfeffer (Piper nigrum) kombiniert. Das im schwarzen Pfeffer enthaltene Piperin erhöht die Bioverfügbarkeit der Kurkumainhaltsstoffe.

Kurkuma ist als Heilpflanze vielseitig wirksam bei allen entzündungsbedingten Krankheiten und wirkt allgemein stärkend auf die Abwehrkräfte. Bei vorliegenden Magen-Darm-Beschwerden, wie z. B. Magendruck, Bauchschmerzen, Blähungen, Magen-Darm-Entzündungen, kann eine Kurkumawurzeltinktur schnell und schonend Linderung schaffen. Wissenschaftlich wurde belegt, dass das enthaltene Curcumin beruhigend bei Verdauungsbeschwerden hilft. Außerdem fördert es die Fettverdauung und heilt Entzündungen des Verdauungssystems.

Rezept Kurkumawurzeltinktur:

◈ Befülle ein sauberes Schraubglas mit zerkleinerter frischer oder getrockneter Kurkumawurzel. Um die Bioverfügbarkeit zu erhöhen, kannst du noch drei zerstoßene, schwarze Pfefferkörner beimischen.

- Gieße nun das Glas mit mindestens 40-prozentigem Alkohol, wie z. B. Wodka, auf.

- Notiere dir Inhalt und Ansetzdatum auf dem Glas.

- Verschließe das Schraubglas und lasse es mindestens zwei Wochen an einem kühlen und dunklen Ort stehen.

- Schüttle die Tinktur regelmäßig, mindestens alle zwei Tage.

- Filtere anschließend die Mischung durch ein feines Tuch oder einen Kaffee-/Teefilter.

- Die entstandene Kurkumawurzeltinktur wird in dunkle Fläschchen abgefüllt und verschlossen an einem dunklen und kühlen Ort aufbewahrt.

Von deiner entstandenen Tinktur kannst du bei akuten Bauchschmerzen oder Verdauungsproblemen 10 bis 50 Tropfen mit Wasser verdünnt einnehmen. Vorbeugend wird diese Kurkumawurzeltinktur dreimal täglich mit 10 bis 20 verdünnten Tropfen innerlich angewandt.

5.4.4 Spitzwegerichtinktur bei schmerzhaften Insektenstichen

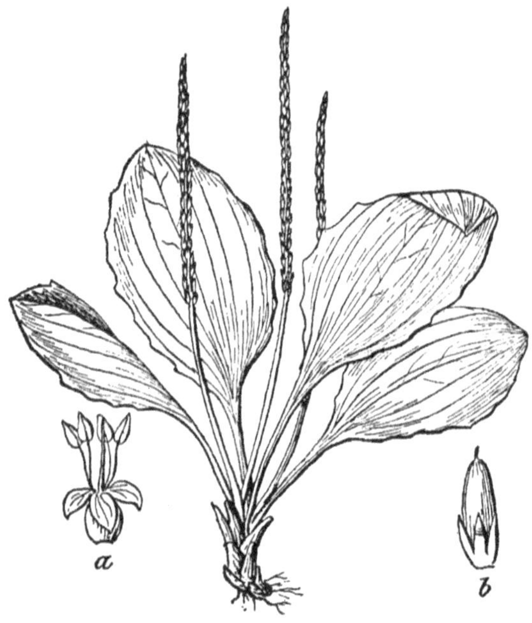

Vor allem in den Sommermonaten kommt es vor, dass Insektenstiche Schwellungen, Entzündungen und quälenden Juckreiz verursachen. Meistens handelt es sich hierbei um Mücken-, Wespen- oder Bienenstiche, welche die schmerzhaften Hautreaktionen hervorrufen. Insekten stechen nicht ohne Grund. Entweder benötigen sie das Blut als Nahrungsquelle, oder sie fühlen sich bedroht und wollen sich verteidigen.

Bei Mückenstichen ist es die weibliche Mücke, die durch ihren Saugrüssel das Blut als ihre Nahrung nutzt. Nachdem sie gestochen hat, gerät ihr Speichel in das Blut, damit sie besser saugen kann. Doch das Fremdeiweiß dieses Speichels wird vom Körper als solches (Eindringling!) erkannt und direkt bekämpft. Dies geschieht durch das Erzeugen von Histamin, welches dann für die entstandenen Quaddeln und den aufkommenden Juckreiz verantwortlich ist.

Bienen und Wespen stechen meist dann, wenn sie sich gestresst oder bedroht fühlen. Ihr Stachel enthält Gift, welches bei einem Stich in die Haut gelangt. Dieses sogenannte Hymenopterengift ist zwar für den Menschen ungefährlich, führt aber zu schmerzhaften, rötlichen Schwellungen der Haut. Die entstandene Einstichstelle beginnt zu jucken. Manche Menschen reagieren besonders allergisch auf jene Insektenstiche und müssen sofort notärztlich behandelt werden.

Eine besonders hilfreiche Heilpflanze bei Insektenstichen ist der Spitzwegerich (Plantago lanceolata), der aufgrund seiner enthaltenen Gerbstoffe, Schleimstoffe und des Wirkstoffs Aucubin die Schmerzen und Schwellungen nach einem Insektenstich lindern kann.

Die im Spitzwegerich enthaltenen Schleimstoffe beruhigen die Haut, kühlen die Einstichstelle und lindern so den unangenehmen Juckreiz. Die Gerbstoffe der Wildpflanze wirken gleichzeitig schmerzlindernd und zusammenziehend. So wird erst einmal verhindert, dass sich die Einstichstelle weiter verschlimmert. Der Wirkstoff Aucubin hat eine entzündungshemmende und antibiotische Wirkung. Die Kombination aus diesen Inhaltsstoffen kann daher in akuten Fällen schnell dabei helfen, den Insektenstich zum Abklingen zu bringen.

Spitzwegerich ist auf vielen Wiesen in den Frühlings- und Sommermonaten zu finden. Auch an Wegrändern und anderen sonnigen Stellen wächst die Pflanze. Achte beim Sammeln darauf, dass es sich um einen Ort handelt, an dem die Wildpflanzen nicht zu stark (z. B. durch Autoabgase) verunreinigt wurden.

Es sind keine Nebenwirkungen bei Verwendung des Spitzwegerichs bekannt. Sollten bei der äußerlichen Anwendung der Spitzwegerichtinktur allergische Hautreaktionen auftreten oder sollte sich der Insektenstich verschlimmern, konsultiere bitte umgehend einen Arzt oder Heilpraktiker.

Rezept Spitzwegerichtinktur:

- ◈ Zerschneide die frisch gesammelten Spitzwegerichblätter und gib sie in ein gereinigtes Schraubglas.

- ◈ Übergieße alle Pflanzenteile mit 40-prozentigem Alkohol.

- ◈ Notiere dir den Inhalt und das Datum des Ansetzens.

- ◈ Die Tinktur zieht nun an einem dunklen Ort bei Zimmertemperatur drei bis vier Wochen lang durch.

- ◈ Schüttle die Spitzwegerichtinktur mindestens alle zwei Tage, damit die Inhaltsstoffe besser gelöst werden können.

- ◈ Siebe nach Ablauf der Zeit die Flüssigkeit durch einen Kaffee- oder Teefilter.

- ◈ Beschrifte Braunglasfläschchen mit dem Inhalt und dem Datum und fülle die entstandene Spitzwegerichtinktur ab.

Um die Tinktur punktgenau auftragen zu können, eignen sich besonders gut eine Pipette oder Glasfläschchen mit einem Metallrolleraufsatz. So kannst du bei einem entstandenen Insektenstich sofort die Spitzwegerichtinktur auftragen. Wiederhole die äußerliche Behandlung mehrmals, bis sich der Schmerz, die Schwellung und der Juckreiz beruhigt haben.

5.4.5 Nelkentinktur bei Zahnschmerzen und entzündetem Zahnfleisch

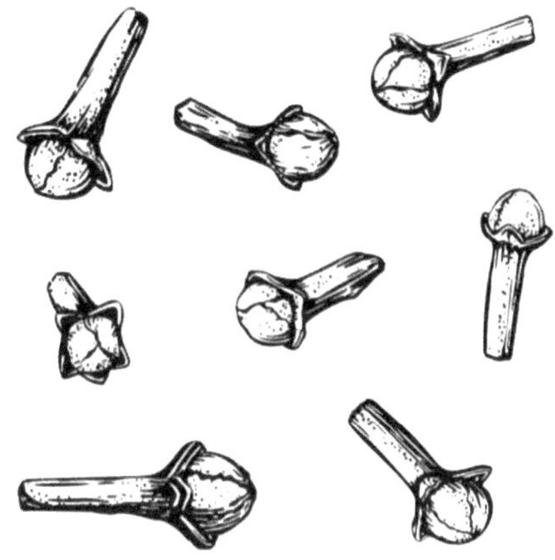

Die Nelke (Syzygium aromaticum) ist ein vielseitig einsetzbares Heilmittel und hat sich besonders bei Schmerzen des Zahnapparates und bei entzündetem Zahnfleisch bewährt. Sie enthält besonders intensiv riechende ätherische Öle, welche zahlreiche heilende Inhaltsstoffe enthalten. Geerntet werden die ungeöffneten Blütenknospen des Nelkenbaums. Diese getrockneten Knospen kennen die meisten als weihnachtliches Gewürz für den Punsch oder indische Currymischungen.

Doch besonders interessant sind die enthaltenen Wirkstoffe Eugenol, welches betäubend wirkt, und Beta-Caryophyllen als Entzündungshemmer. Die betäubende Wirkung des Eugenols wird besonders häufig bei Zahnschmerzen als Hausmittel eingesetzt. Dies kann keine zahnärztliche Behandlung ersetzen, jedoch sehr hilfreich sein, wenn der Zahnarzttermin nicht schnell genug erteilt werden kann. So ist es zumindest möglich, den unangenehmen Zahnschmerz abzumildern. Dieser Wirkstoff kann aber auch nach einer Behandlung helfen, wenn der Zahn noch empfindlich reagiert. Die entzündungshemmende

Eigenschaft des Beta-Caryophyllen unterstützt die Regeneration von entzündetem oder verletztem Zahnfleisch, welche zusätzlich durch die Reizung Zahnschmerzen verursachen können. Für Mundspülungen ist die Essenz der Nelken auch dahingehend interessant, da sie antibakteriell, antiviral und antimykotisch wirkt. Das hilft dabei, den Mund und Rachenraum auf natürliche Weise zu desinfizieren, Infektionen vorzubeugen und gesundes Zahnfleisch zu fördern.

Zur Erstellung einer Tinktur eignen sich die getrockneten Nelkenblütenknospen, welche über den Onlineversandhandel, im Gewürz- und Teeladen oder im Supermarkt erhältlich sind. Optimal wäre die Verwendung von Nelken aus biologischem Anbau. Aufgrund langer Trocknungs- und Lagerzeiten kann es sein, dass der Gehalt von ätherischen Ölen gering bzw. schwankend ist. Du kannst die Blütenknospen vorher in ein Glas Wasser geben, um zu erkennen, welche von ihnen noch die meisten Wirkstoffe enthalten. Nelkenblütenknospen, die auf den Boden des Glases absinken, enthalten noch ausreichend viele Wirkstoffe. Schwimmen Knospen an der Wasseroberfläche, solltest du sie abschöpfen und nicht für deine Tinktur verwenden, da sie kaum noch die wichtigen ätherischen Öle enthalten. Lass die Nelkenblütenknospen anschließend antrocknen, bevor du sie für die Tinktur weiterverwendest.

In kleinen Mengen ist die Verwendung der Nelkentinktur unbedenklich. Bei Überdosierungen oder Allergien kann es jedoch zu Nebenwirkungen kommen, welche durch einen Arzt oder Heilpraktiker abgeklärt werden müssen.

Rezept Nelkentinktur:

❖ Fülle die getrockneten Nelkenblütenknospen in ein gereinigtes Schraubglas.

- ❖ Verwende zum Auffüllen Alkohol mit 40 bis 70 % und bedecke alle Knospen damit.

- ❖ Verschließe das Glas und notiere Inhalt und Einlegedatum.

- ❖ Deine Tinktur sollte nun mindestens eine bis acht Wochen an einem hellen und sonnigen Ort durchziehen können.

- ❖ Schüttle täglich das Glas, damit sich die Wirkstoffe besser lösen.

- ❖ Wenn die Zeit gekommen ist, kannst du die entstandene Nelkentinktur durch einen Kaffee- oder Teefilter gießen und sie in beschriftete Braunglasflaschen abfüllen.

Nun kannst du die Tinktur nutzen, um sie mit Wasser verdünnt als Mundspülung anzuwenden. Bei akuten Zahnschmerzen träufelst du die Tinktur mithilfe einer Pipette direkt auf den betroffenen Zahn, um von der betäubenden Wirkung der Nelke zu profitieren und den Schmerz zu lindern. Du kannst einen bis zwei Tropfen täglich zusätzlich zu deiner Zahncreme auf die Zahnbürste geben.

5.5 Tinkturrezepte zur Unterstützung bei Erkältungskrankheiten

Von einer Erkältungskrankheit spricht man, im Gegensatz zu einer Grippe, wenn die oberen Atemwege betroffen sind. Durch eine einfache Infektion gelangen Erreger in den Körper. Meist geschieht dies über eine Tröpfcheninfektion, wobei Viren eingeatmet oder über Hände, Mund, Nase oder Augen übertragen werden. Über die Schleimhäute können sich diese Erkältungsviren dann vermehren. Der Körper versucht sofort, diese schnellstmöglich loszuwerden und produziert mehr Schleim zum Abtransport.

Dann läuft die Nase und der Hustenreiz setzt ein. Bei diesem Prozess schwellen die Schleimhäute an, weswegen die Atemwege verstopft sind und die Atmung erschwert wird. Vermehrt treten solche Erkältungskrankheiten in den Wintermonaten auf, da das Immunsystem aufgrund des nasskalten Wetters und des grundlegenden Wetterumschwungs geschwächt sein kann. Wenn die Nase erst einmal verstopft ist, der Hals kratzt und Husten einsetzt, gibt es Heilmittel aus der Natur, welche den Genesungsprozess beschleunigen, oder zumindest die Symptome lindern können.

Bei leichten Erkältungskrankheiten braucht es kein verschreibungspflichtiges Antibiotikum. Bei einem gesunden Körper und einem stabilen Immunsystem sorgen die Selbstheilungsprozesse dafür, dass die Symptome schnell abklingen. Anders ist es, wenn starkes Fieber, akute Atemnot und langanhaltende Anzeichen einer Grippeinfektion vorliegen. Hier können pflanzliche Präparate zwar unterstützen, aber es bedarf einer ärztlichen Kontrolle und Behandlung. Die Beschwerden können jedoch mithilfe der Heilpflanzen abgemildert werden und so die Grippeerkrankung erträglicher machen. Zu beachten ist jedoch, dass Antibiotika, wenn zu oft eingesetzt, dafür sorgen, dass die Darmflora angegriffen wird und nach einiger Zeit immer mehr Erreger resistent dagegen werden.

Es gibt Heilpflanzen, die ähnliche Wirkungen aufzeigen und als natürliche Antibiotika gelten. Die hier vorgestellten Heilpflanzentinkturen sollen jedoch bei leichten bis mittelschweren Erkältungskrankheiten unterstützen.

5.5.1 Lindenblütentinktur

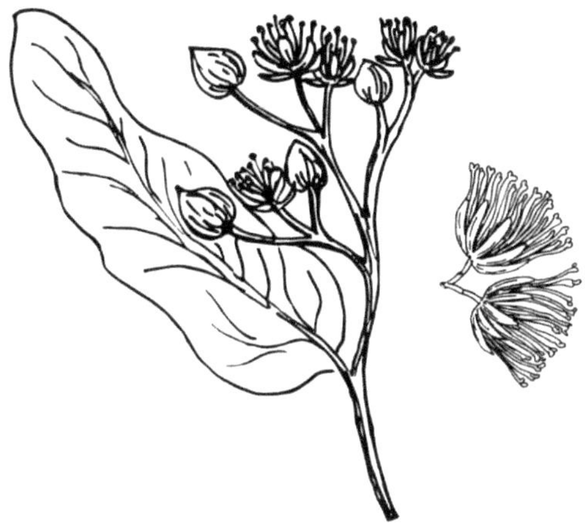

Die Linde (Tilia platyphyllos) ist ein bekannter, in Europa heimischer Baum, der bis zu vierzig Meter hoch und mehrere hundert Jahre alt werden kann. Es gibt viele verschiedene Lindenarten, doch als Heilpflanze wird vor allem die Sommerlinde bevorzugt. Bereits im Mittelalter waren Lindenblüten ein bewährtes Hausmittel, um Erkältungssymptome und andere Erkrankungen zu behandeln. Die weißen Blüten riechen süßlich und enthalten wichtige Inhaltsstoffe wie Schleimstoffe, Flavonoide, Pflanzensäuren und ätherische Öle, um Erkältungskrankheiten zu lindern.

Die Lindenblüte bildet Schleimstoffe, welche den Hustenreiz bei einer Erkältung stillen können. Ihre Wirkstoffe wirken allgemein krampflösend, schmerzstillend und entzündungshemmend, sodass sich Halsschmerzen, Schwellungen der Atemwege und entzündete Nebenhöhlen gut damit behandeln lassen. Auch leichtes Fieber kann mit dieser Heilpflanze gesenkt werden. Aufgrund ihrer schweißtreibenden Eigenschaften erhöht sich die Körpertemperatur, um Viren zu bekämpfen. Viren vertragen diese erhöhte Temperatur nicht und sterben ab.

Zudem fördern Lindenblüten einen erholsamen Schlaf, welcher während einer Erkältungsphase für Heilprozesse besonders wichtig ist. Auch leichte Kopfschmerzen, die infolge der Erkältung auftreten, können abgemildert werden. Ab Juli kannst du ihre Blüten für eine Lindenblütentinktur pflücken.

Von der Lindenblüte sind keine Nebenwirkungen bekannt. Da aber jeder Mensch unterschiedlich reagiert, sollte bei allergischen Reaktionen sofort ein Arzt aufgesucht werden.

Rezept Lindenblütentinktur:

❖ Befülle dein Schraubglas mit frisch gepflückten oder getrockneten Lindenblüten und drücke sie ein wenig fest, bis das Glas etwa zu zwei Drittel befüllt ist.

❖ Gieße jetzt 40-prozentigen Alkohol über die Blütenköpfe, sodass alles gut bedeckt ist und verschließe das Glas.

❖ Notiere dir wieder das Datum, an welchem du deine Tinktur angesetzt hast.

❖ Die Lindenblütentinktur sollte jetzt zwei bis sechs Wochen an einem dunklen und warmen Ort ziehen können.

❖ Die Flüssigkeit der Tinktur kann sich verändern. Schüttle dein Glas täglich zur Optimierung der Wirkstoffaufnahme.

❖ Wenn die Zeit vorbei ist, filtere die Tinktur durch einen Tee- oder Kaffeefilter in ein Braunglas und beschrifte es mit Namen und Abfülldatum.

❖ In dieser gut verschlossenen Flasche hält die Tinktur mindestens ein Jahr. Achte bei der Lagerung auf einen dunklen, kühlen Platz.

Die empfohlene Dosis für eine Lindenblütentinktur bei vorliegender Erkältungskrankheit sind 10 bis 50 Tropfen mit Wasser verdünnt über den Tag verteilt.

5.5.2 Holunderblütentinktur

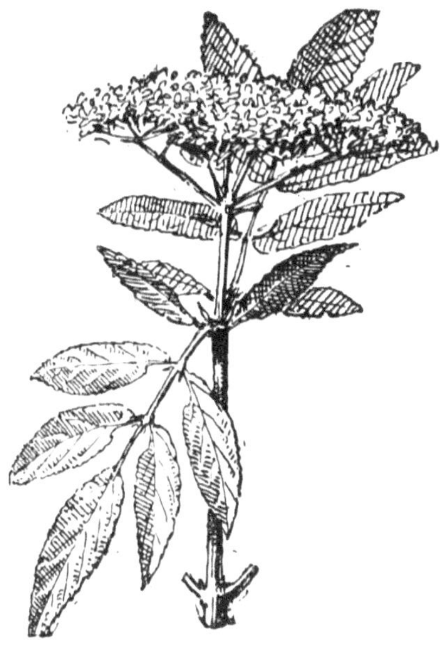

Die alten Griechen und Römer schätzten bereits die Wirkung des Holunders (Sambucus). Man dachte, dass er gute Hausgeister anzieht und pflanzte ihn deshalb nah an die Bauernhöfe. In der Naturheilkunde werden vor allem die Blüten und Beeren angewandt, in seltenen Fällen auch die Rinde. Bei Erkältungskrankheiten wird Holunderessenz aufgrund ihrer schweiß- und harntreibenden Eigenschaften verwendet. Bereits bei ersten Anzeichen einer Erkältung sollte zur Holunderblütentinktur gegriffen werden, um die Erreger schnellstmöglich einzudämmen. Holunder hilft dabei, auch hartnäckige Verschleimungen zu lösen. In den Holunderblüten sind ätherische Öle, Flavonoide, Glycoside, Gerbstoffe und Schleimstoffe enthalten. Sie beschleunigen die Entgiftung und regen das Immunsystem an. Sogar bei Heuschnupfen soll diese Heilpflanze Linderung verschaffen. Zudem wirkt Holunder blutreinigend, blutstillend, entzündungshemmend, krampflösend, pilztötend und unterstützt die Milz, die Nieren und den Magen.

Für deine Holunderblütentinktur kannst du die kleinen weißen Blüten von Anfang Juni bis Ende Juli abzupfen. Zu bevorzugen sind dabei Holundersträucher, die nicht direkt am Straßenrand stehen. Schüttle die Blüten ab und lass sie kurz liegen, bevor du sie für eine Tinktur verwendest, damit alle Insekten die Blüten verlassen können.

Auch beim Holunder sind keine Nebenwirkungen bekannt. Sollten welche auftreten oder sich allergische Reaktionen zeigen, ist sofort eine ärztliche Behandlung angeraten.

Rezept Holunderblütentinktur:

◈ Befülle ein sauberes und steriles Schraubglas zu etwa zwei Drittel mit frischen Holunderblüten (ohne Stiel). Du kannst sie leicht andrücken, um das Glas optimal auszufüllen.

◈ Gieße nun einen Ansatzalkohol mit mindestens 40 % Vol. über die weißen Blüten, sodass alle bedeckt sind.

◈ Verschließe das Glas und schreibe Inhalt und Ansetzdatum auf ein Etikett.

◈ Die angesetzte Holunderblütentinktur muss nun mindestens drei Wochen an einem dunklen Ort bei Zimmertemperatur durchziehen.

◈ Schüttle die Flüssigkeit am besten täglich zur Unterstützung der Wirkstoffextraktion.

◈ Die fertige Tinktur gibst du zum Filtrieren durch einen Tee- oder Kaffeefilter.

- ❖ Bewahre die Tinktur in Braungläsern auf und notiere dir Inhalt und Abfülldatum.

- ❖ Lagere die Tinktur an einem dunklen und eher kühlen Ort.

Pro Tag solltest du nicht mehr als 30 Tropfen der Holunderblütentinktur einnehmen. Verdünne sie hierfür mit Wasser oder Tee. Verteile die Dosis über den Tag, um eine akute Erkältungskrankheit zu behandeln.

5.6 Tinkturrezepte zur Entgiftung

Trägheit, Müdigkeit und Verdauungsprobleme können Anzeichen dafür sein, dass der Körper mit zu vielen Reinigungsprozessen zu tun hat. Mit der Zeit sammeln sich im Körper sogenannte „Schlacken" an, welche durch Umweltgifte, schädliche Ernährung, zu viel Stress etc. entstanden sind. Mindestens einmal im Jahr ist es daher empfehlenswert, den Körper bei seiner Entgiftungsarbeit zu unterstützen. Dabei gilt es, die Entgiftungs- und Verdauungsorgane zu unterstützen und den Stoffwechsel anzukurbeln.

Es gibt so einige Heilpflanzen, die bei diesem Reinigungsprozess des Körpers helfen können. Hierfür sind harntreibende, verdauungsfördernde, entblähende und entgiftende Kräuter sehr wertvoll, denn neben der Haut und den Atemwegen sind die wichtigen Entgiftungsorgane die Nieren, die Leber und der Darm.

5.6.1 Mariendisteltinktur zur Leberreinigung

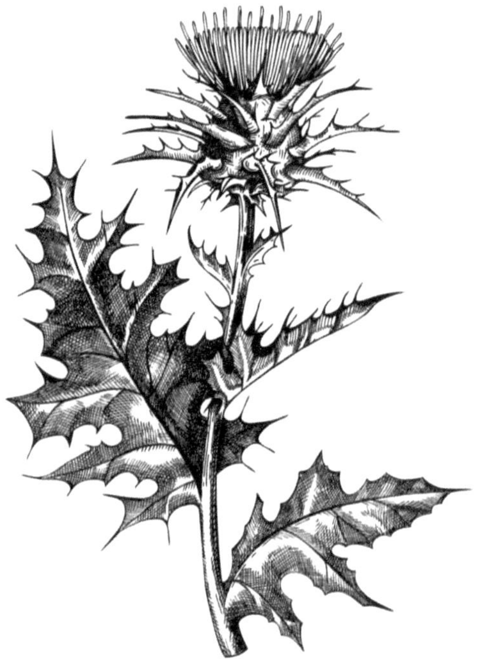

Die Mariendistel (Silybum marianum) ist besonders bekannt als Heilpflanze zur Lebergesundheit. Sie schützt die Leber vor toxischen Substanzen und fördert die Regeneration. Sie unterstützt sogar bei der Neubildung von Leberzellen. Die Leber ist ein sehr wichtiges Entgiftungsorgan und kann daher bei den Reinigungsprozessen von Umweltgiften, Alkohol, Medikamenten etc. Schaden abbekommen. Alle Nährstoffe, die aufgenommen werden, gelangen über den Darm in das Blut und dann über die Pfortader zur Leber. Ihre Aufgabe ist es, Stoffwechselprodukte und Gifte abzubauen und auszuscheiden.

Hoch wirksam für die Leber ist die Mariendistel aufgrund des Inhaltsstoffes Silymarin, der in den Früchten der Pflanze vorkommt. Dieser Stoff wirkt auf Zellebene, indem er sie stabilisiert und schützt. Außerdem beschleunigt er die Zellregeneration, sodass eine Entgiftung schneller vollzogen werden kann.

Die Früchte der Mariendistel gelten als der heilkräftigste Teil der Pflanze, in welchem die wertvollen Inhaltsstoffe vorhanden sind. Die lilafarbenen, kugelförmigen Blüten sitzen auf stacheligen Kolben, um sich vor Fressfeinden zu schützen. Die Früchte der Mariendistel sind an ihrer gelben Haarkrone, auch Pappus genannt, zu erkennen, welche im Sommer oder Herbst abgeworfen wird. Man kann die Mariendistel in ganz Europa finden. Sie bevorzugt sonnige Standplätze und sandige Böden. Die Früchte der Mariendistel für eine Mariendisteltinktur kannst du in den Monaten August und September ernten.

Vereinzelt können Nebenwirkungen in Form allergischer Reaktionen vorkommen, insbesondere bei Menschen mit genereller Allergie gegen Korbblütler. In manchen Fällen kann es zu übermäßigen Reaktionen des Verdauungstraktes, wie z. B. Durchfall, kommen. Sprich dann bitte mit einem Arzt oder Heilpraktiker darüber, ob die Behandlung eingestellt oder die Dosierung angepasst werden muss.

Rezept Mariendisteltinktur:

- ◈ Befülle das Schraubglas zu zwei Drittel mit zerkleinerten Früchten der Mariendistel.

- ◈ Fülle es mit 60-prozentigem Alkohol auf.

- ◈ Verschließe das Glas und notiere dir den Inhalt und das Ansetzdatum.

❖ Diese Mariendisteltinktur solltest du für etwa drei bis sechs Wochen an einem dunklen Ort bei Zimmertemperatur ziehen lassen.

❖ Schüttle das Glas regelmäßig.

❖ Nach Ablauf der Zeit gibst du die Flüssigkeit durch ein feines Tuch oder einen Tee-/Kaffeefilter und füllst sie in Braunglasflaschen ab.

❖ Notiere dir das Abfülldatum und den Inhalt.

Trinke täglich über den Tag verteilt 20 Tropfen der Tinktur mit Wasser oder Tee verdünnt. Als Kur solltest du die Essenz nicht länger als sechs Wochen anwenden.

5.6.2 Birkentinktur zur Unterstützung der Nierentätigkeit

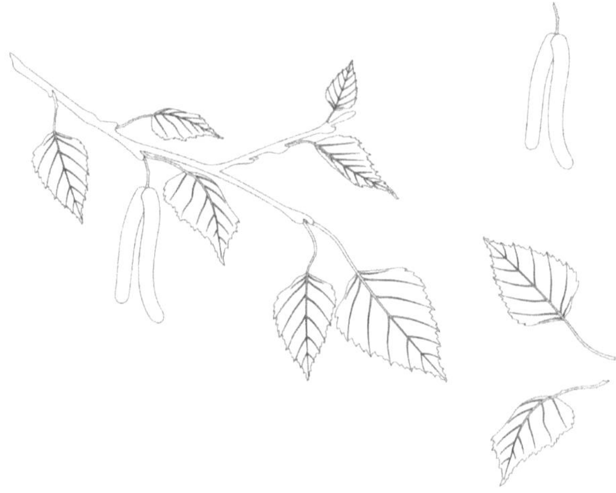

Die Birke (Betula) ist mit ihrem weiß-schwarzen Stamm ein richtiger Blickfang unter den Laubbäumen. Für die Niere stellen ihre Heilstoffe eine große Unterstützung bei Entgiftungs- und Reinigungsprozessen dar. Zu ihren Inhaltsstoffen zählen Flavonoide, Salicylsäure-Verbindungen, Gerbstoffe, Betulin und reichlich Vitamin C. Zwischen Mai und Juni können Birkenblätter geerntet werden, die für eine nierenunterstützende Birkentinktur verwendet werden.

Wissenschaftliche Untersuchungen konnten ergeben, dass Birkenblätter eine blutreinigende Wirkung haben und hilfreich bei der Behandlung von Nieren- und Harnwegsbeschwerden sind. Ihre Heilstoffe regen die Nierenfunktion an, was zu einer vermehrten Urinausscheidung führt. Dies ist für eine Entgiftungskur sehr zuträglich, hilft aber auch sehr bei bereits vorliegenden Nierenproblemen, wie z. B. Nierengrieß, Nierensteinen, Harnwegsentzündungen und erhöhten Harnsäurewerten.

Solltest du allergische Reaktionen auf Birkenpollen haben, ist von der Verwendung einer Tinktur aus Birkenblättern abzusehen. Sollten Erkrankungen der Nieren oder der Harnwege vorliegen, muss eine Behandlung mit einer Birkenblättertinktur ärztlich abgeklärt werden.

Rezept Birkenblättertinktur:

- ◈ Zerschneide die frisch gesammelten Birkenblätter und gib sie in ein gereinigtes Schraubglas.

- ◈ Übergieße alle Pflanzenteile mit 40-prozentigem Alkohol.

- ◈ Notiere dir den Inhalt und das Datum des Ansetzens.

- ◈ Die Tinktur zieht nun an einem dunklen Ort bei Zimmertemperatur drei bis vier Wochen lang durch.

- ◈ Schüttle die Birkenblättertinktur mindestens alle zwei Tage, damit die Inhaltsstoffe besser gelöst werden können.

- ◈ Siebe nach Ablauf der Zeit die Flüssigkeit durch einen Kaffee- oder Teefilter.

- ◈ Beschrifte Braunglasfläschchen mit dem Inhalt und dem Datum und fülle die entstandene Heilpflanzentinktur ab.

Als Kur sollte die Birkenblättertinktur nicht länger als 6 Wochen am Stück eingenommen werden. Für eine Entgiftungskur kannst du dreimal täglich 10 Tropfen mit Wasser verdünnt einnehmen.

5.6.3 Bärlauchtinktur zur Darmreinigung

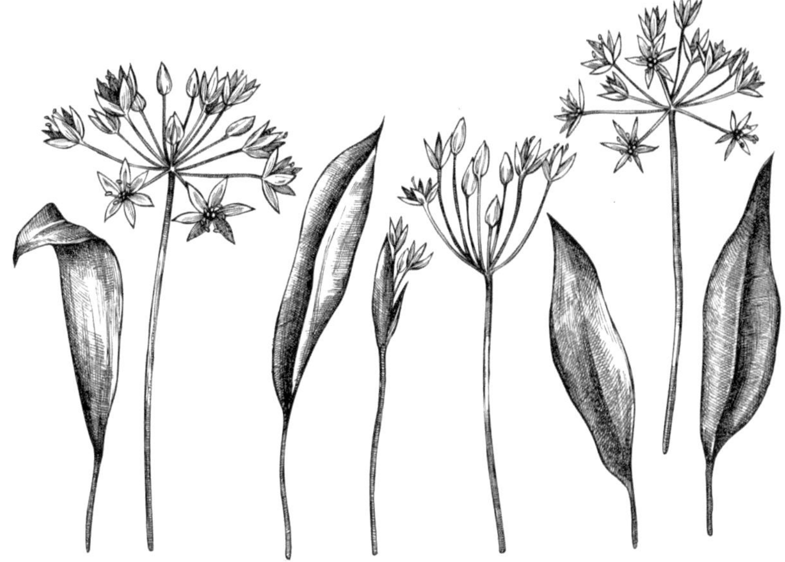

Frühling ist Bärlauchzeit im Wald. Seine seidig grünen Blätter bedecken den Waldboden und ein Geruch nach Knoblauch breitet sich aus. Der Bärlauch (Allium ursinum) fühlt sich vor allem in schattigen, feuchten Laub- und Mischwäldern wohl. Dort bildet die krautige Pflanze regelrechte Blattteppiche. Bärlauch verschwindet nach zwei bis drei Monaten wieder, sodass man ihn nur im Frühjahr ernten kann. Dabei ist es wichtig, ihn nicht mit der Wurzel auszureißen, sondern nur einzelne Blätter abzunehmen, damit er im Folgejahr wieder wachsen kann.

Vorsicht ist geboten, ihn nicht mit dem giftigen Maiglöckchen zu verwechseln, welches dem Bärlauch sehr ähnlich sieht. Ein wichtiges Indiz ist auf jeden Fall sein starker, knoblauchähnlicher Geruch. Auch bildet der Bärlauch immer nur einzelne Blätter an einem Stängel aus, während das Maiglöckchen mehrere Blätter an einem einzigen Stängel besitzt. Die Blätter des Bärlauchs sind leicht glänzend an der Blattoberseite, während die Blattunterseite matt ist. Bei Maiglöckchen zeigen sich beide Seiten glänzend. Wenn man den Bärlauch nicht selbst im Wald ernten möchte, findet man ihn in der Zeit um März und April auch auf Wochenmärkten und in gut sortierten Supermärkten.

Für eine Darmreinigung im Frühjahr eignet sich der Bärlauch ganz besonders, weil er eine regelrechte Vitamin- und Mineralstoffbombe darstellt. Man sagt sogar, dass er dreimal so viel Vitamin C besäße wie eine Orange. Wissenschaftlich wurden bisher 30.000 verschiedene sekundäre Pflanzenstoffe im Bärlauch nachgewiesen, welche sich hervorragend auf die Gesundheit auswirken. Dazu gehören antibakterielle, antivirale, entgiftende, krebshemmende, verdauungsanregende und immunstärkende Eigenschaften. Der knoblauchartige Geruch des Bärlauchs kommt von verschiedenen Schwefelverbindungen, wie z. B. von der schwefelhaltigen Aminosäure Alliin. Schwefel wirkt im Körper entgiftend und hilft somit dem Darm, schädliche Stoffe wie Giftstoffe, Schwermetalle und Kanzerogene, die sich mit der Zeit dort angesammelt haben, auszuleiten. Außerdem fördert Bärlauch eine gesunde Darmflora. Nach einer Antibiotikagabe kannst du z. B. eine Kur mit dieser Tinktur zur Wiederherstellung des gesunden Darmmilieus machen.

Es sind bisher keine Nebenwirkungen bei der Verwendung von Bärlauch bekannt. Bei einer Darmreinigung ist es jedoch immer ratsam, mit einem Heilpraktiker zusammenzuarbeiten, um den Darm von Grund auf zu sanieren und nach der Kur gezielt wieder aufzubauen.

Rezept Bärlauchtinktur:

◈ Befülle das Schraubglas zu zwei Drittel mit zerkleinerten Bärlauchblättern.

◈ Fülle es mit mindestens 40-prozentigem Alkohol, wie z. B. Wodka oder Doppelkorn, auf.

◈ Verschließe das Glas und notiere dir den Inhalt und das Ansetzdatum.

◈ Diese Bärlauchtinktur solltest du für etwa zwei bis sechs Wochen an einen dunklen Ort mit Zimmertemperatur stellen.

◈ Schüttle das Glas regelmäßig, mindestens alle zwei Tage.

◈ Nach Ablauf der Zeit gibst du die Flüssigkeit durch ein feines Tuch oder einen Tee-/Kaffeefilter und füllst sie in Braunglasflaschen ab.

◈ Notiere dir das Abfülldatum und den Inhalt.

Du kannst die Bärlauchtinktur als Kur für eine Darmreinigung über maximal vier Wochen täglich dreimal einnehmen. Trinke dafür jeweils 5 bis 30 Tropfen verdünnt mit Wasser. Steigere die Dosis schrittweise. Beginne also in der ersten Woche mit dreimal täglich 5 Tropfen, in der zweiten Woche jeweils 10 Tropfen, in der dritten Woche jeweils 20 Tropfen und in der Abschlusswoche dreimal täglich 30 Tropfen. Sollte die Entgiftung zu stark sein, reduziere die Dosis oder beende die Kur früher.

5.7 Tinkturrezepte zur Stimmungsaufhellung

Vor allem in den langen Wintermonaten kann es sein, dass dir das ständige Grau vor der Haustür auf dein Gemüt schlägt. Auch bestimmte Lebensereignisse lassen Menschen Phasen erleben, in denen sie nur schwer Freude und Leichtigkeit empfinden können.

Depressionen treten in unterschiedlichen Ausprägungen auf und es muss klar unterschieden werden, ob es sich um eine vorübergehende Traurigkeit handelt oder um eine therapeutisch zu behandelnde Krankheit.

Gerade wenn man über einen lang andauernden Zeitraum nicht mehr aus einem emotionalen Tief herauskommt und die Gefühle von Hoffnungslosigkeit, Verzweiflung und Trauer den Alltag bestimmen, handelt es sich nicht mehr um eine depressive Verstimmung, sondern kann einer leichten, mittleren oder schweren Depression zugeordnet werden, welche ärztlich begleitet werden muss.

Depressive Verstimmungen können durch ein Ungleichgewicht von Botenstoffen im Gehirn entstehen. Diese wichtigen Botenstoffe sind Dopamin, Noradrenalin, Endorphine und Serotonin. Anzeichen hierfür können sein:

- Antriebslosigkeit
- Freudlosigkeit
- Mutlosigkeit
- Interessenverlust
- Unentschlossenheit
- Müdigkeit
- Zukunftsangst
- Elendsgefühl
- Anspannung
- Launenhaftigkeit
- Rückzug

Grundsätzlich gilt es bei Anzeichen depressiver Verstimmungen, den eigenen Lebensstil zu analysieren und schulmedizinisch abklären zu lassen, ob eventuelle Nährstoffmängel vorliegen. Bereits mithilfe einer nährstoffreichen Kost und regelmäßiger Bewegung an der frischen Luft können Körper, Geist und Seele wieder besser zurück ins Gleichgewicht finden.

Es gibt jedoch auch Heilpflanzen, die stimmungsaufhellend wirken und in solchen Lebensphasen zur Unterstützung herangezogen werden können. Als beliebteste und meistgenutzte Pflanze ist hier das Johanniskraut zu erwähnen, welches bereits bei den alltäglichen Helfern vorgestellt wurde. Doch es gibt noch weitere Heilpflanzen, die einen Weg zurück zur eigenen Mitte begleiten können.

5.7.1 Safrantinktur

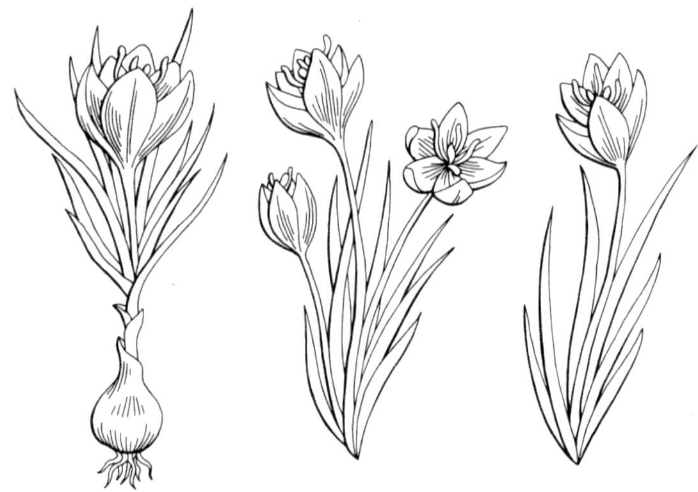

Der Safran (Crocus sativus) ist nicht nur das teuerste Gewürz der Welt, sondern in der Volksmedizin schon lange bekannt als wirksames Naturheilmittel zur Beruhigung der Nerven. Seine stimmungsaufhellenden Eigenschaften verdankt der Safran dem Hauptwirkstoff Crocin, welches die Botenstoffe Serotonin, Norepinephrin und Dopamin wieder ins Gleichgewicht bringt. Bereits in der Antike wusste man, dass Safran hilft, melancholische Stimmungen aufzulösen.

Mittlerweile kann wissenschaftlich belegt werden, dass die Wirkstoffe des Safrans depressive Verstimmungen und mittelschwere Depressionen positiv beeinflussen können. Es konnte sogar gezeigt werden, dass die Behandlung mit Safran der Wirkung von synthetischen Antidepressiva gleichzusetzen ist. Der Vorteil liegt auf der Hand: Safran ist zwar sehr teuer, hat aber nicht so schädliche Nebenwirkungen wie chemische Substanzen.

Wie bei den meisten Heilpflanzen entfaltet auch Safran seine Wirkung erst nach und nach. So erreicht er seine maximale Wirkung bei täglicher Einnahme erst nach ungefähr sechs Wochen.

Die Ernte der feinen Safranfäden ist sehr aufwendig, was seinen hohen Preis rechtfertigt. In einer der violetten Krokusblüten des Safrans wachsen drei orange-rote Narben, welche per Hand gezupft und dann getrocknet werden. Für ein Kilogramm Safran braucht es die Ernte von 200.000 Blüten, was einer Anbaufläche von 10.000 Quadratmetern entspricht. Der hohe Preis ruft auch Fälschungen auf den Markt. Um den unverfälschten Safran für eine Tinktur zu verwenden, sollte er nur von gut ausgestatteten Feinkostläden bezogen werden, die seine Echtheit garantieren.

Wird Safran in größeren Mengen oder eine hohe Dosis der konzentrierten Safrantinktur eingenommen, kann es zu körperlichen Reaktionen kommen, wie etwa zu Übelkeit, Schwindel, Durchfall und Krämpfen. Safran gilt als leicht giftig, was bei einer normalen Einnahme jedoch keine bedenklichen Nebenwirkungen hervorruft. Solltest du Bedenken bei der Einnahme haben oder unangenehme körperliche Veränderungen spüren, kontaktiere bitte einen Arzt oder Heilpraktiker.

Rezept Safrantinktur:

- ◈ Koche zur Desinfektion das Schraubglas ab, das du für deine Safrantinktur nutzen möchtest.

- ◈ Fülle es zu mindestens einem Drittel mit Safranfäden.

- ◈ Übergieße die Fäden nun mit hochprozentigem Alkohol von mindestens 40 %, bis das Glas fast voll ist.

- ◈ Verschließe das Glas und stelle es an einen dunklen Ort mit Zimmertemperatur.

◈ Notiere dir das Datum des Ansetzens und den Inhalt.

◈ Während der nächsten zwei bis vier Wochen, in denen der Safran durchzieht, schüttelst du das Glas regelmäßig, um das Herauslösen der Wirkstoffe zu unterstützen.

◈ Ist die Tinktur fertig, gießt du den Inhalt des Schraubglases vorsichtig in einen Kaffeefilter und fängst die Flüssigkeit in einem Braunglas auf.

◈ Notiere dir den Inhalt und das Abfülldatum, damit du sicher weißt, wie lange du die Tinktur nutzen kannst. (Die Wirkungszeit von Tinkturen beträgt 1 bis 2 Jahre bei Lagerung an einem dunklen und kühlen Ort.)

Von der Safrantinktur kannst du täglich 10 bis maximal 20 Tropfen mit Wasser verdünnt einnehmen. Beginne erst mit wenigen Tropfen und erhöhe die tägliche Dosis schrittweise.

5.7.2 Passionsblumentinktur

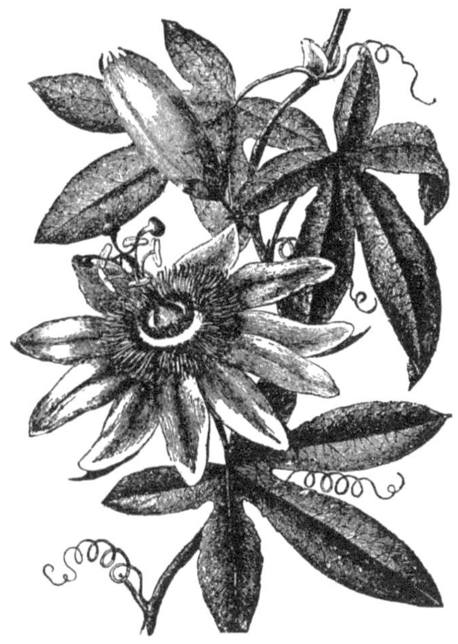

Die Passionsblume (Passiflora incarnata) zieht die Aufmerksamkeit ihres Betrachters sofort mit ihren auffälligen blauen Blüten auf sich. Mittlerweile wird sie aufgrund ihrer Schönheit auch gerne als Zimmerpflanze gezüchtet. Ursprünglich stammt sie aus den Regenwäldern Mittel- und Südamerikas. Bereits die Ureinwohner haben sie dort als Heilmittel eingesetzt. Als Heilpflanze soll sie bei innerer Unruhe und Schlafstörungen unterstützen. Es gibt bisher noch wenige wissenschaftliche Studien, welche die Passionsblume umfänglich untersucht und ihre Wirkung exakt belegt haben. Man weiß jedoch, dass sie u. a. den Wirkstoff Cumarin enthält. Cumarin wirkt entzündungshemmend, beruhigend und krampflösend. In der Medizin werden Cumarine (Cumarinderivate) als blutgerinnungshemmende Arzneistoffe eingesetzt.

Angst, innere Unruhe und Schlafstörungen entstehen immer dann, wenn ein Ungleichgewicht der Botenstoffe im Gehirn vorliegt. γ-Aminobuttersäure (GABA) ist ein wichtiger Botenstoff im

Zentralnervensystem, der innere Ruhe bewirkt. Ist zu wenig von ihm enthalten, können Gefühle von innerem Stress hochkommen. Das Extrakt der Passionsblume hat die Fähigkeit, diesen Botenstoff zu erhöhen. Die beste Wirksamkeit wurde mit Essenzen aus den Passionsblumenblättern erzielt.

Mittlerweile findet die Passionsblume als Heilpflanze für innere Ruhe und entspannten Schlaf in der Naturheilkunde Anwendung und wird gerne mit weiteren beruhigenden Pflanzen kombiniert, wie z. B. mit Baldrian, Lavendel und Melisse. Diese Heilpflanzen gelten als ein starkes Team, wenn es darum geht, erholsamen Schlaf zu fördern, und sie stellen eine natürliche Alternative zu chemischen Schlafmitteln dar.

Besonders sanft wirkt die Passionsblume bei Angstzuständen. Ihre Inhaltsstoffe unterstützen dabei, sich langsam und vor allem nachhaltig davon zu befreien. Denn im Gegensatz zu anderen entspannenden Substanzen (wie z. B. Alkohol) hält der beruhigende Effekt der Passionsblume längere Zeit an und macht nicht abhängig.

Um eine Passionsblumentinktur herzustellen, kannst du entweder getrocknetes Passionsblumenkraut kaufen oder mit frischen Blättern und Stängeln eine Urtinktur ansetzen. Beide Varianten ermöglichen es dir, von den pharmakologischen Inhaltsstoffen der Passionsblume zu profitieren und mehr Entspannung und Freude in dein Leben kommen zu lassen. Die Anwendung dieser Heilpflanze ist unbedenklich. Da sie jedoch sehr entspannend auf den Körper wirkt und schläfrig machen kann, ist eine Autofahrt oder das Bedienen von Maschinen nach der Einnahme nicht ratsam. Allergische Reaktionen können bei allen Heilpflanzen auftreten. Solltest du entsprechende Symptome wahrnehmen, kontaktiere bitte umgehend deinen Arzt oder Heilpraktiker.

Rezept Passionsblumentinktur:

◈ Zerkleinere frische Passionsblumenblätter und -stiele und fülle sie in ein abgekochtes Schraubglas.

- ◈ Verwende zum Auffüllen mindestens 40-prozentigen Alkohol und bedecke alle Pflanzenteile damit.

- ◈ Verschließe das Glas und notiere Inhalt und Einlegedatum.

- ◈ Deine Tinktur sollte nun mindestens vier bis sechs Wochen an einem dunklen Ort bei Zimmertemperatur durchziehen können.

- ◈ Schüttle das Glas täglich, damit sich die Wirkstoffe besser lösen und sich kein Schimmel bildet.

- ◈ Wenn die Zeit gekommen ist, kannst du die entstandene Passionsblumentinktur durch einen Kaffee- oder Teefilter gießen und sie in beschriftete Braunglasflaschen abfüllen.

Nimm bis zu dreimal täglich 10 bis 20 Tropfen ein, pur oder mit Wasser verdünnt.

5.8 Tinkturrezepte für innere und äußere Schönheit

Schönheit ist etwas, das jeder für sich (nach für ihn bestimmten Kriterien) individuell wahrnimmt. Daher heißt es auch so oft „Schönheit liegt im Auge des Betrachters". Wenn man sich mit bestimmten Schönheitsidealen auseinandersetzt, welche vor allem das äußere Erscheinungsbild eines Menschen definieren sollen, ist offensichtlich, dass sich diese in der Geschichte der Menschheit immer wieder veränderten. Auch gibt es kulturelle Unterschiede in der Einschätzung von Schönheit. Ganzheitlich gesehen spielen viele Faktoren eine Rolle bei der subjektiven Wahrnehmung von Schönheit. Entscheidende Punkte sind dabei äußerliche Attraktivität, Ausstrahlung und Charisma.

Da das Thema Schönheit ein so individuelles Thema ist, sollte der Blick zunehmend dahin gehen, die eigene Schönheit zu entdecken, anstatt sich mit anderen zu vergleichen. Oft nimmt man Menschen als besonders schön wahr, weil man fühlt, dass sie mit sich im Reinen sind und von innen heraus strahlen. Jeder hat die Möglichkeit, die eigene Schönheit noch mehr zum Strahlen zu bringen. Der erste Schritt geht nach innen und führt in die Selbstannahme. Selbstliebe beginnt damit, sich mit sich selbst auseinanderzusetzen, sich Zeit zu nehmen für die Dinge, die man gerne macht, Körper und Geist kennenzulernen und die eigene Persönlichkeit, den Charakter zu entwickeln.

Für die äußere Schönheit existiert eine riesige Industrie, die den Menschen dabei helfen möchte, ihr äußeres Erscheinungsbild zu optimieren. Kleidung, Make-up bis hin zu Schönheitsoperationen – all diese Angebote sind jedoch nur dann sinnvoll, wenn sie auf der Basis eines stabilen Selbstbildes genutzt werden. Ansonsten wird die Suche nach äußerlicher Optimierung der eigenen Schönheit zu einer regelrechten Sucht, die nie befriedigt werden kann.

Schönheit ist ein Zusammenspiel zwischen innen und außen. Durch genügend Schlaf, Bewegung, gesunde Ernährung, Körperpflege, soziale Kontakte, persönliche Weiterentwicklung und Freude am Leben ist es möglich, die natürliche Schönheit des Menschen auf vielen Ebenen zum Strahlen zu bringen. Heilpflanzen unterstützen dabei mit ihren kostbaren Wirkstoffen. Oft sind sie selbst mit ihren Blüten, Farben und interessanten Strukturen wahre Inspiration an Schönheit. Die Natur ist wunderschön und der Mensch darf wieder verstärkt erkennen, dass er nicht getrennt davon ist, sondern ein wichtiger Teil im Zusammenspiel natürlicher Zyklen, welche alle ihre ganz eigene Schönheit besitzen.

5.8.1 Rosentinktur

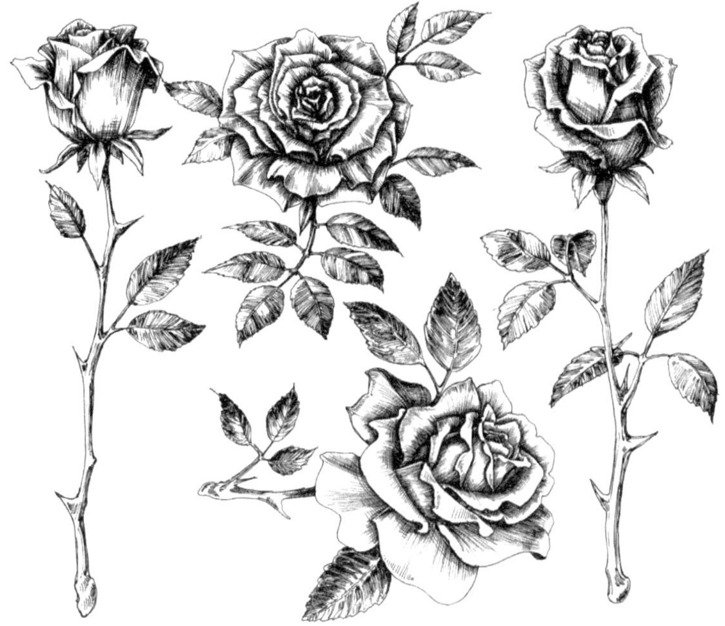

Allein das äußere Erscheinungsbild der Rose (Rosa) vermittelt das Gefühl von Erhabenheit, Luxus und Eleganz. Ihr ätherisches Öl ist das wertvollste und teuerste Öl der Welt, denn für einen Liter Rosenöl braucht es drei bis fünf Tonnen Rosenblütenblätter, welche bis zu 4.000 Euro kosten können. Der Preis unterscheidet sich auch je nach Art und Herkunft der Rosen. Das Rosenöl ist aber auch in sehr starker Verdünnung äußerst wirksam und unterstützt die äußere und innere Schönheit.

Äußerlich angewendet wird die Rose vor allem wegen ihres Anti-Aging-Effektes. Sie enthält die Vitamine A, C und E, welche die Zellerneuerung der Haut unterstützen. Außerdem wirkt sie feuchtigkeitsspendend, erfrischend und verkleinert die Poren. Ihr einzigartiger Duft ist sinnlich und entspannend, sodass eine

Hautpflege mit ihr nicht nur für eine strahlende Haut, sondern auch für ein ausgeglichenes Gemüt sorgt.

In Ägypten, Arabien und Asien ist die Heilkraft der Rose bereits seit tausenden von Jahren bekannt und wurde in der Naturheilkunde eingesetzt. Bei den Griechen und Römern der Antike galt die Essenz der Rose sogar als anerkanntes Aphrodisiakum. Mittlerweile weiß man noch mehr über die potente Heilkraft dieser eleganten Blume, die auch gerne als Symbol der Liebe verschenkt wird. Rosen sind reich an wichtigen Wirk- und Inhaltsstoffen. Sie enthalten Gerbstoffe, ätherische Öle (wie Citronellol, Geraniol und Nerol), Vitamine, Flavonoide, Lipide, Wachse und Harze. Die Rose wirkt als Heilpflanze antibakteriell, antiviral, entzündungshemmend, durchblutungsfördernd, reinigend, krampflösend, ausgleichend, beruhigend, stabilisierend, stärkend und regenerierend. Alles Eigenschaften, die der inneren und äußeren Schönheit sehr zugutekommen. Innerhalb der Phytotherapie, Aromatherapie und Homöopathie wird die Rose zur Heilung für eine Vielzahl von seelischen und körperlichen Beschwerden eingesetzt.

Die Rosenblätter gelten hierbei als der heilkräftigste Teil der Rose. Um die Heilkraft der Rose optimal zu nutzen, ist es wichtig, chemiefreie Blüten zu finden. Daher eignet es sich besonders gut, sie im eigenen Garten zu pflanzen. Es gibt viele verschiedene Rosensorten – für naturmedizinische Zwecke eignen sich besonders gut die Damaszener-Rose (Rosa damascena), die Essig-Rose (Rosa gallica), die Apotheker-Rose (Rosa gallica officinalis) oder die Provence-Rose (Rosa centifolia).

Es sind keine Nebenwirkungen bei der Verwendung der Rose als Heilpflanze bekannt. In Ausnahmefällen ist jedoch sofort ein Arzt oder Heilpraktiker aufzusuchen.

Rezept Rosentinktur:

- ◈ Befülle dein Schraubglas mit frisch gepflückten und zerkleinerten Rosenblättern und drücke sie ein wenig fest, bis das Glas etwa zu zwei Drittel befüllt ist.

- ◈ Gieße jetzt mindestens 40-prozentigen Alkohol über die Blütenblätter, sodass alles gut bedeckt ist und verschließe das Glas.

- ◈ Notiere dir wieder das Datum, an welchem du deine Tinktur angesetzt hast.

- ◈ Die Rosentinktur sollte jetzt mindestens zwei Wochen an einem dunklen Ort bei Zimmertemperatur ziehen können.

- ◈ Schüttle dein Glas täglich zur Optimierung der Wirkstoffaufnahme. Achte darauf, dass die Blütenblätter immer mit Alkohol bedeckt sind, um Schimmelbildung zu vermeiden.

- ◈ Wenn die Zeit vorbei ist, filtere die Tinktur durch einen Tee- oder Kaffeefilter in ein Braunglas und beschrifte es mit Namen und Abfülldatum.

- ◈ In dieser gut verschlossenen Flasche hält die Rosentinktur mindestens ein Jahr. Achte bei der Lagerung auf einen dunklen, kühlen Platz.

Die Tinktur kannst du nun benutzen, um damit deine eigene Naturkosmetik herzustellen. So kannst du z. B. ein feuchtigkeitsspendendes Gesichtsspray mischen, indem du destilliertem Wasser einige Tropfen der Tinktur zusetzt. Vermischst du Tropfen der Tinktur mit Sheabutter, erhältst du eine nährende Gesichtscreme. Du kannst die Tinktur auch für eine intensive Gesichtsreinigung auf ein Wattepad auftragen und damit über die Haut streichen. Pflege sie anschließend mit einer rückfettenden Creme oder mit einem Gesichtsöl, da Alkohol die Haut austrocknet. Besonders schön ist die Tinktur auch als Badezusatz oder Gesichtsdampfbad.

Innerlich eingenommen verhilft dir die Tinktur zu mehr Gelassenheit, Entspannung und einem erholsamen Schlaf. Außerdem wirkt Rose entzündungshemmend und stärkt so deine Gesundheit. Dafür kannst du dreimal täglich 10 Tropfen der Tinktur mit Wasser verdünnt trinken.

5.8.2 Rosmarintinktur

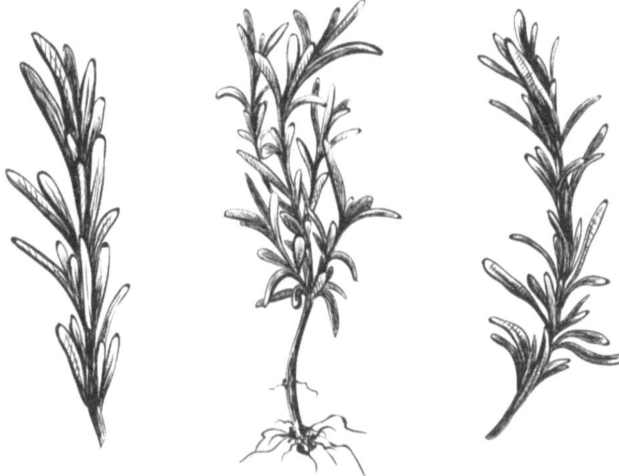

Der aus dem Mittelmeerraum stammende Rosmarin ist eine wahre Quelle für innere und äußere Schönheit. Sein würziges Aroma wirkt belebend auf den Geist, verleiht Mut und Kraft, vermittelt Lebensfreude und Zuversicht. Für Haut und Haare ist die Essenz aus Rosmarin ein reinigendes, straffendes und stärkendes Schönheitselixier. In der Antike wusste man bereits um die große Bandbreite der positiven Wirkung des Rosmarins und nutzte ihn nicht nur zum Aromatisieren der Speisen, sondern auch als Heilpflanze. Wissenschaftliche Studien zeigen mittlerweile, dass Rosmarin die Stimmung aufhellt, die körperliche und geistige Leistung steigert und den allgemeinen Gesundheitszustand sowie die Schlafqualität verbessert. Dies alles leisten die Inhaltsstoffe des Rosmarins aufgrund seiner antibakteriellen, antiviralen, antidepressiven, antioxidativen, antiseptischen, entzündungshemmenden und reinigenden Wirkung.

In der Aromatherapie und Naturheilkunde findet Rosmarin erfolgreich Anwendung bei seelischen Themen. Seine ätherischen

Öle regen die Noradrenalin- und Dopaminproduktion an, welche für mentale und psychische Stressanpassung sorgen, Glücksgefühle hervorrufen, Körper und Geist beleben und die Motivation steigern. Rosmarin gilt daher auch als hervorragende Pflanze bei emotionalen Themen, Stimmungsschwankungen und depressiven Verstimmungen.

Rosmarin ist eine wundervolle Pflegepflanze für Haut und Haar. Die Haare werden durch Rosmarinessenz gestärkt, sodass das Haarwachstum angeregt wird und einem Haarausfall entgegengewirkt werden kann. Er pflegt die Kopfhaut und reguliert die Talgproduktion, was bei schnell nachfettendem Haaransatz besonders hilfreich sein kann. Mit einem Trägeröl verdünnt, wie z. B. Oliven- oder Mandelöl, kann die Rosmarintinktur dabei helfen, Schuppen zu reduzieren.

Bei unreiner Haut ist Rosmarin aufgrund seiner antibakteriellen, antiseptischen und entzündungshemmenden Wirkung sehr hilfreich. Eine Behandlung mit Rosmarinessenz stellt den natürlichen PH-Wert der Haut wieder her und unterstützt die Wundheilung, was gerade bei Akne besonders effektiv ist.

Für Massagen ist Rosmarin bestens geeignet, da er die Durchblutung anregt und so für warme Füße in den kalten Wintermonaten sorgt. Die Körper- und Gesichtshaut wird mit mehr Sauerstoff versorgt, wird geglättet und gestrafft. Bei Cellulite können regelmäßige Massagen mit Rosmarinessenzen das Erscheinungsbild verbessern. Außerdem wirkt Rosmarin entkrampfend und kann so in einem schönen Vollbad für Entspannung sorgen und das allgemeine Wohlbefinden steigern.

Kleine Rosmarinsträucher kannst du mittlerweile sogar im gut sortierten Supermarkt kaufen, da er sehr beliebt zum Würzen mediterraner Speisen ist. Verwende zur Herstellung einer Rosmarintinktur die frische Pflanze in Bioqualität.

Die im Rosmarin enthaltenen Wirkstoffe können zu Nebenwirkungen wie allergischen Reaktionen führen. Allgemein gelten bei der Verwendung von Heilpflanzen, besonders mit starken ätherischen Ölen, geringe Dosierungen. Ärzte und Heilpraktiker können eine Behandlung mit Rosmarin beratend begleiten, vor allem, wenn bereits Grunderkrankungen vorliegen.

Rezept Rosmarintinktur:

◈ Befülle das Schraubglas mit frisch gezupften Rosmarinnadeln (etwa 70 g).

◈ Gieße hochprozentigen Alkohol (40 - 70 %), z. B. Korn, über den Rosmarin, bis alles gut bedeckt ist.

◈ Notiere das Ansetzdatum und den Inhalt.

◈ Diese Tinktur zieht an einem warmen, dunklen Platz etwa eine bis sechs Wochen. Je länger sie zieht, desto stärker ist die Rosmarintinktur in ihrer Wirkung.

◈ Schüttle das Glas regelmäßig.

◈ Filtere die entstandene Essenz durch einen Kaffee- oder Teefilter und fülle sie in Braunglasfläschchen ab.

Die Rosmarintinktur kannst du nun verwenden, um weitere Naturkosmetikprodukte herzustellen, wie z. B. Seifen, Massageöle, Gesichtsdampfbäder und Badezusätze. Innerlich angewendet hilft Rosmarin, die Verdauung zu beruhigen und Krämpfe zu lösen. Aufgrund seiner belebenden Wirkung kann die Rosmarintinktur am Morgen mit Wasser oder Tee gemischt getrunken werden, um den Kreislauf anzukurbeln und so fit und konzentriert in den Tag zu starten.

5.8.3 Stiefmütterchentinktur

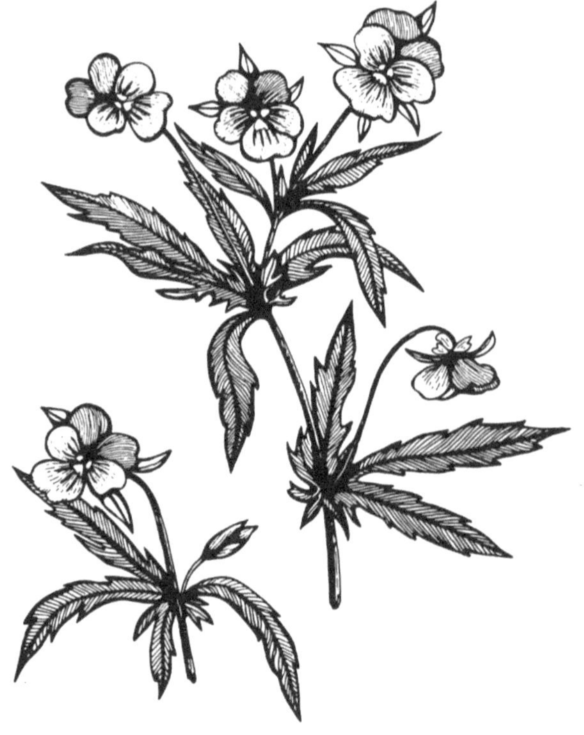

Das wilde Stiefmütterchen (Viola tricolor) ist die Heilpflanze schlechthin für Hautprobleme aller Art. Die kleine Blüte mit den drei Farben Violett, Blau und Gelb wirkt auf den ersten Blick eher unscheinbar, wenn man sie beim Spaziergang durch die Frühlings- und Sommerwiesen entdeckt, doch ihre Inhaltsstoffe sind alles andere als das. Moderne Forschungen konnten mittlerweile bestätigen, was die Volksheilkunde schon lange wusste: Wilde Stiefmütterchen helfen hervorragend bei Hautentzündungen, -reizungen und Juckreiz. Verantwortlich dafür sind der entzündungshemmende Stoff Salicylsäure, Phenole, reizmildernde Schleimstoffe, bakterienwachstumshemmende Saponine und antioxidative Flavonoide.

Eine Stiefmütterchentinktur kann daher für ein gesundes und schönes Hautbild sehr wirksam sein, wenn die Haut aus dem Gleichgewicht geraten ist. Besonders gut behandelt werden können Ekzeme, übermäßige Talgproduktion, Unreinheiten, Aknepusteln, Schuppenflechte und entzündete Hautstellen. Innerlich angewendet eignet sich das wilde Stiefmütterchen besonders gut als Heilpflanze für Entgiftungskuren, denn es verfügt über blutreinigende und harntreibende Wirkstoffe.

Für eine Stiefmütterchentinktur kannst du das Kraut und die Blüten in den Monaten Mai bis September frisch von der Wiese und den Wegrändern ernten. Das Veilchengewächs in getrockneter Form erhältst du auch in Apotheken und im Onlinehandel.

Bisher sind keine Nebenwirkungen bei der Verwendung des wilden Stiefmütterchens als Heilpflanze beschrieben worden. Hinsichtlich einer Wechselwirkung mit anderen Medikamenten fehlen noch Untersuchungen. Bei vorliegenden Erkrankungen und Medikamenteneinnahme sollte zur Sicherheit ein Arzt oder Heilpraktiker vor der Behandlung mit pflanzenmedizinischen Präparaten konsultiert werden.

Rezept Stiefmütterchentinktur:

◈ Befülle ein sauberes und steriles Schraubglas zu etwa zwei Drittel mit frischen, wilden Stiefmütterchenblüten und klein geschnittenem Kraut. Du kannst alles leicht andrücken, um das Glas optimal auszufüllen.

◈ Gieße nun einen Ansatzalkohol mit mindestens 40 % Vol. über die Pflanzenteile, sodass alle damit bedeckt sind.

◈ Verschließe das Glas und schreibe Inhalt und Ansetzdatum auf ein Etikett.

❖ Die angesetzte Stiefmütterchentinktur muss nun mindestens drei Wochen an einem dunklen Ort bei Zimmertemperatur durchziehen.

❖ Schüttle die Flüssigkeit am besten täglich zur Unterstützung der Wirkstoffextraktion.

❖ Die fertige Tinktur gibst du zum Filtrieren durch einen Tee- oder Kaffeefilter.

❖ Bewahre die Tinktur in Braungläsern auf und notiere dir Inhalt und Abfülldatum.

❖ Lagere die Tinktur an einem dunklen und eher kühlen Ort.

Die entstandene Stiefmütterchentinktur kannst du innerlich zur Unterstützung bei Entschlackungskuren einnehmen. Verdünne dafür dreimal täglich 10 bis 20 Tropfen mit Wasser oder Tee. Zur Behandlung von Hautproblemen verwendest du die Tinktur in Dampfbädern, Vollbädern, Hautwickeln und als Zugabe eigens hergestellter Naturkosmetika. Einzelne, entzündete Hautstellen (wie z. B. Pickel) kannst du punktuell mit der Tinktur betupfen.

5.9 Tinkturrezepte für die ganze Familie

Kinder, Frauen und Männer haben, wenn es um Gesundheit geht, unterschiedliche Ansprüche und Bedürfnisse. Allein schon von der Physiologie her ist naheliegend, dass sich Forschung, Diagnostik und Therapie individueller ausrichten müssen. So reagieren z. B. Frauen anders auf Medikamente und brauchen andere Dosierungen als Männer. Bei manchen Präparaten kann es sogar sein, dass sie je nach Geschlecht eine andere Wirkung aufweisen. Auch Schmerzen werden unterschiedlich wahrgenommen und unterschiedlich beschrieben. Der Bedarf an Vitaminen, Mineralstoffen, Nährstoffen und Spurenelementen variiert ebenfalls sehr stark je nach Lebensphase und Geschlecht. All die biologischen Faktoren wie Alter, Gesundheitszustand, Geschlecht und Hormonlage können daher einen unterschiedlichen Einfluss auf naturmedizinische Behandlungen haben und eine sehr individuelle Anamnese einer naturheilkundlichen Person erfordern.

Die nachfolgenden Tinkturrezepte wollen einen kleinen Einblick geben, welche Heilpflanzen für das jeweilige Geschlecht hilfreich sein können. Auch Kinder befinden sich in unterschiedlichen Lern- und Entwicklungsphasen, bei welchen verschiedene Pflanzenessenzen unterstützend wirken können.

5.9.1 Frauenmanteltinktur – hormonelle Balance für die Frau

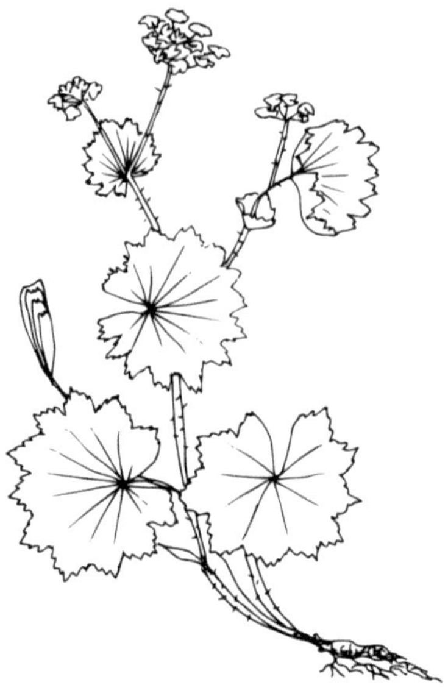

Neben den Druiden und Schamanen wussten in der Menschheitsgeschichte vor allem die Frauen schon immer viel um die Wirkung und Anwendung der Heilpflanzen. Für die Gemeinschaft war dieses Wissen überlebenswichtig, denn Krankheiten mussten geheilt und Wunden versorgt werden. Diese Aufgaben hatten die Frauen inne und sie gaben ihr Pflanzenwissen über Generationen hinweg weiter. Aufgrund der modernen Pharmazie gerieten viele dieser Kenntnisse über Heilpflanzen in den Hintergrund. Doch einige spüren wieder den Drang danach, nach alternativen Lösungen für ihre Beschwerden zu suchen und sich intensiver mit der Pflanzenheilkunde auseinanderzusetzen.

In den einzelnen Lebensphasen einer Frau spielen die Hormone eine besonders wichtige Rolle. Weil Frauen einen weiblichen Zyklus haben und dieser die Fruchtbarkeit der Frau bestimmt, haben die Geschlechtshormone Östrogen und Progesteron auch Einfluss auf andere Körperfunktionen. Verschiedene innere und äußere Faktoren beeinflussen die körpereigenen Hormone. Dieses Zusammenspiel der Hormone ist ständigen Schwankungen unterlegen, was die Frau körperlich und auch psychisch wahrnimmt. Deswegen ist es gerade bei der Frau wichtig, bei Diagnosen und Behandlungen die hormonelle Situation mit zu überprüfen und ggf. zu behandeln. Einige Heilpflanzen haben sich besonders bewährt, Frauen während der verschiedenen hormonellen Phasen sanft zu unterstützen.

Der Frauenmantel (Alchemilla vulgaris) gilt als eine der umfassendsten und wirksamsten Heilpflanzen für die gesundheitlichen Bedürfnisse der Frau. Das Frauenkraut wirkt regulierend auf den Hormonspiegel und die daraus resultierenden Stimmungsschwankungen. Ursprünglich stammt das Heilkraut aus Osteuropa und Asien, ist aber mittlerweile in vielen Ländern Westeuropas als Wildpflanze zu finden. Der Frauenmantel ist leicht zu bestimmen, denn er weist eine Besonderheit auf. Aus seinen Blättern transportiert er glasklare Tropfen, die sogenannten Guttationstropfen, welche auf der Blattoberfläche im Sonnenlicht glitzern. Es ist eine Art natürliches Destillat, welches die Pflanze aus den Wurzeln aufsaugt, über das Pflanzengewebe filtert und an den Blatträndern wieder abgibt. Am Morgen und am Vormittag kann man diesen Vorgang beobachten, bis das Wasser während des Tages langsam verdampft. Dabei handelt es sich nicht um Tau, die Flüssigkeit wird von der Pflanze selbst erzeugt.

Frauenmantel kann eingesetzt werden bei zu schwacher, zu starker und schmerzhafter Menstruationsblutung. Er wirkt bereits vor Einsetzen der Periode (PMS – Prämenstruelles Syndrom) ausgleichend und harmonisierend auf das hormonelle Zusammenspiel im Körper.

Bei Kinderwunsch unterstützen die Wirkstoffe des Frauenmantels das Einnisten des befruchteten Eis in der Gebärmutter und beugen Fehlgeburten vor.

Bewährt hat sich der Frauenmantel auch als geburtsvorbereitendes Heilkraut, das dabei hilft, die Beckenbodenmuskulatur und den Uterus zu stärken und den Milchfluss anzuregen.

Aufgrund seiner entzündungshemmenden Eigenschaften kann er z. B. bei Eierstockentzündungen und Geburtsverletzungen angewandt werden. Sitzbäder mit Frauenmantel begünstigen zudem die Rückbildung.

Auch bei der Behandlung von Krampfadern soll der Frauenmantel helfen können, da er das Blut reinigt und gleichzeitig verdünnt. In der Menopause unterstützt diese Heilpflanze die Umstellung des Hormonhaushaltes besonders sanft.

Nebenwirkungen bei der Verwendung von Frauenmantel wurden nicht beobachtet. Bei längerer Verwendung bis zu vier Monaten und Überdosierung kann es jedoch zu Beschwerden wie Durchfall kommen. Allergische Reaktionen sind nicht auszuschließen und müssen ärztlich behandelt werden.

Rezept Frauenmanteltinktur:

◈ Schneide die frischen Frauenmantelblätter klein und fülle sie bis zu zwei Drittel in ein sauberes Schraubglas. Du kannst auch Frauenmantelblüten hinzugeben.

◈ Übergieße die Pflanzenteile mit 40-prozentigem Alkohol, bis alles gut bedeckt ist.

◈ Verschließe das Glas und notiere dir das Abfülldatum und den Namen des Inhaltes.

◈ Die eingelegten Frauenmantelblätter müssen nun mindestens zwei bis drei Wochen ziehen. Dafür eignet sich am besten ein warmer, jedoch dunkler Ort.

◈ Schüttle täglich das Schraubglas, um alle Wirkstoffe besser aus den Blättern lösen zu können.

◈ Die fertige Tinktur kannst du durch einen Kaffeefilter oder ein feines Tuch filtern und in abgekochte Braunglasfläschchen abfüllen.

◈ Etikettiere die entstandenen Tinkturfläschchen mit dem Namen des Inhaltes und dem Abfülldatum.

◈ Dunkel gelagert und gut verschlossen hält sich diese Frauenmanteltinktur nun mindestens ein Jahr.

Standardmäßig wird die Frauenmanteltinktur dreimal täglich mit 10 bis 20 Tropfen eingenommen. Zur besseren Verträglichkeit können die Tropfen mit Wasser verdünnt werden.

5.9.2 Sägepalmentinktur – Prostatagesundheit beim Mann

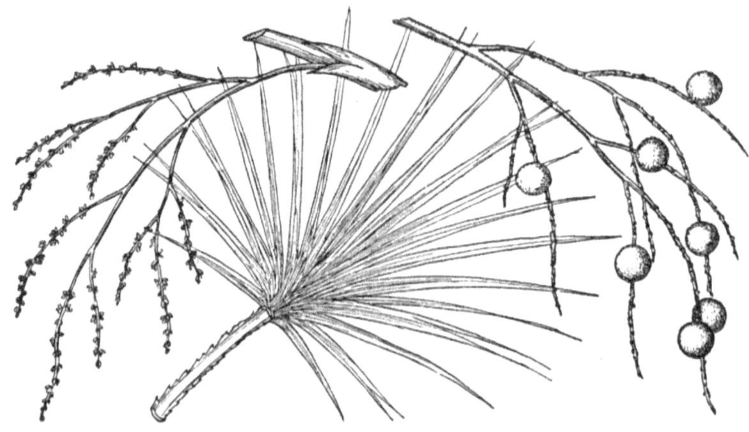

Auch Männer spüren im Laufe ihres Lebens Veränderungen ihres Hormonhaushaltes. Hier steht die meist gutartige Veränderung der Prostata im Fokus. Die sogenannte Vorsteherdrüse, ein Organ, das am Ausgang der Harnblase die Harnröhre umschließt, entspricht von der Größe her etwa einer Kastanie. Hormonelle Veränderungen bewirken mit zunehmendem Alter, dass sich die Prostata vergrößern kann und damit die Harnröhre verengt. Dies ist so lange nicht behandlungsbedürftig, bis die Vergrößerung zu Problemen bei der Blasenentleerung führt. Dann spricht man vom sogenannten Prostatasyndrom (BPS). Aufgrund des veränderten Hormonhaushaltes beim Mann wird das Sexualhormon Testosteron in Dihydrotestosteron umgewandelt, welches für die Wucherung des Drüsengewebes verantwortlich ist. Früherkennung durch Vorsorgeuntersuchungen ist besonders wichtig, um auszuschließen, dass es sich bei der Vergrößerung um Krebsgeschwüre handelt.

In der naturheilkundlichen Therapie haben sich Heilpflanzen bewährt, die den Mann gesundheitlich dabei unterstützen kön-

nen, präventiv und akut, das Fortschreiten der Prostatavergrößerung zu verhindern, zu verlangsamen oder gar zu stoppen.
Teilweise kann sogar eine Rückbildung bewirkt werden. Auch
Begleitbeschwerden, wie z. B. häufiger Harndrang, abgeschwächter Harnstrahl und das Nachträufeln, können gelindert werden.
Pflanzliche Therapielösungen können hier den Mann sanft und
ohne Nebenwirkungen dabei unterstützen, seine Prostatagesundheit aufrechtzuerhalten und in hormoneller Balance zu bleiben.

Für die Prostatagesundheit hat sich vor allem die Behandlung mit
dem Extrakt der Sägepalme bewährt. Die Sägepalme (Serenoa
repens) ist eine Zwergpalme mit großen, fächerförmigen Blättern,
welche im Herbst dunkelrot gefärbte Früchte mit fettreichen
Samen ausbildet. Zu finden ist diese Heilpflanze unter anderem
an den Küsten Floridas, kommt aber hierzulande auch als Zimmerpflanze daher. Erst seit dem 20. Jahrhundert ist die Sägepalme
in Europa als Heilpflanze bekannt. In der Pflanzenheilkunde
werden die Früchte der Zwergpalme verwendet, denn sie enthalten pflanzliche Hormone, die sogenannten Sterole, die für die
Behandlung von Prostatavergrößerungen besonders interessant
sind. In wissenschaftlichen Untersuchungen konnte man herausfinden, dass diese Phytosterole hormonähnlich wirken und auf
den männlichen Hormonhaushalt Einfluss nehmen. Dort drosseln sie die Bildung von Dihydrotestosteron, welches wahrscheinlich bei der gutartigen Prostatavergrößerung (Prostatahyperplasie)
eine tragende Rolle spielt. Die bisherige Studienlage kommt noch
zu keinen einheitlichen Ergebnissen, was die Verwendung der
Sägepalmenessenz betrifft. Oft wird sie in Präparaten zur Prostatagesundheit mit Kürbis- und Brennnesselextrakten kombiniert.

Für eine Sägepalmentinktur können ihre Früchte, auch genannt
Sabalfrüchte, in getrockneter Form per Internet bezogen werden.
Die Verwendung der Sägepalmenessenz sollte vorher mit einem
Urologen abgesprochen werden. Nebenwirkungen sind bei angegebener Dosierung nicht zu erwarten.

Rezept Sägepalmentinktur:

- Befülle das Schraubglas zu zwei Drittel mit zerkleinerten Sabalfrüchten.

- Fülle es mit mindestens 40-prozentigem Alkohol, wie z. B. Wodka oder Doppelkorn, auf.

- Verschließe das Glas und notiere dir den Inhalt und das Ansetzdatum.

- Diese Tinktur solltest du für etwa zwei bis sechs Wochen an einen dunklen Ort mit Zimmertemperatur stellen.

- Schüttle das Glas regelmäßig, aber mindestens alle zwei Tage.

- Nach Ablauf der Zeit gibst du die Flüssigkeit durch ein feines Tuch oder einen Tee-/Kaffeefilter und füllst sie in Braunglasflaschen ab.

- Notiere dir das Abfülldatum und den Inhalt.

Die entstandene Sägepalmentinktur kannst du mit Wasser verdünnt dreimal täglich einnehmen. Als Prävention eignet sich eine geringere Dosis (dreimal täglich 10 Tropfen), bei bereits bestehender Prostatavergrößerung werden dreimal täglich 20 Tropfen eingenommen. Die Behandlung mit dem Sägepalmenextrakt sollte ärztlich begleitet werden, um Veränderungen der Prostata in regelmäßigen Abständen zu überwachen.

5.9.3 Ringelblumentinktur – das Heftpflaster der Natur für Kinder

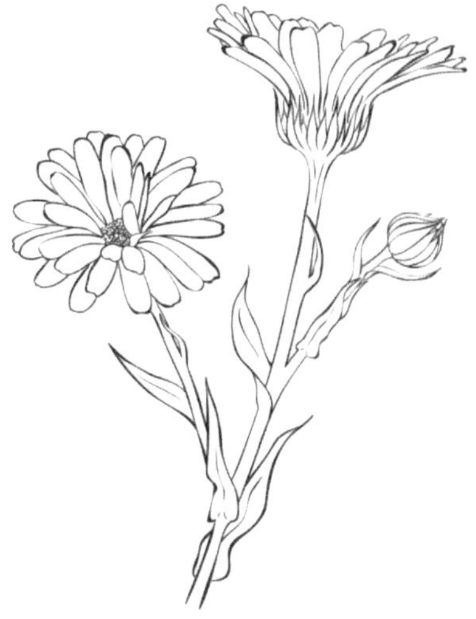

Die Pflanzenheilkunde, auch Phytotherapie, schöpft aus einem riesigen Erfahrungsschatz und gilt mittlerweile als anerkannte Therapieform, denn wissenschaftliche Studien belegen zunehmend die Wirksamkeit der Heilpflanzen. Die aus den Pflanzen gewonnenen Präparate stellen Arzneimittel dar, welche die Wirkstoffe der Heilpflanze weitergeben können. Bei Tinkturen wird dafür die Trägerflüssigkeit Alkohol verwendet, was kritische Stimmen bei der Behandlung von Kindern hervorruft. Doch gibt es auch Möglichkeiten, alkoholfreie Essenzen (z. B. mit Essig) herzustellen, um Kinder mit der Wirkkraft der Pflanzen behandeln zu können.

Da es bis heute keine ausreichenden Studien für Kinder unter 12 Jahren gibt, wird von einer Verwendung von Heilpflanzenessenzen für jüngere Kinder und Babys abgeraten. Dies liegt aber auch daran, dass wissenschaftliche Überprüfungen für Kindermedikamente teuer sind und daher noch fehlen. Phytopharmaka unterliegen, genauso wie synthetische Medikamente, dem Arzneimittelgesetz und müssen zugelassen sein, bevor sie in den Verkauf dürfen. Für Kinder existieren bisher noch wenige Präparate, die alle Richtlinien erfüllen konnten.

Um die Inhaltsstoffe von Heilpflanzen stark zu verdünnen, können bei Kindern wässrige Pflanzenauszüge in Form von Tees eingesetzt werden. So hat sich bereits im Babyalter der entkrampfende und entblähende Kümmel- und Fencheltee sehr bewährt. In sehr geringen Dosen und mit ärztlicher Rücksprache oder einer Begleitung durch erfahrene Heilpraktiker können selbst hergestellte Heilpflanzenpräparate bei Kindern genutzt werden.

Eine sehr sanfte Heilpflanze hat sich bei kleinen Wehwehchen der Kinder sehr bewährt: Die leuchtend gelbe Ringelblume (Calendula officinalis). Als Wildpflanze ist sie nicht zu finden, sie kann aber im eigenen Garten oder in Blumentöpfen herangezogen werden. Auch für Kinder ist es ein spannender Prozess, zu erleben, wie die Pflanzen groß werden und anschließend für Heilzwecke eingesetzt werden können. Sie ist gerade zur Behandlung kleiner Hautwunden bei Kindern geeignet, da sie abschwellend, antibakteriell, antiseptisch, desinfizierend, schmerzstillend und entzündungshemmend wirkt. Bei Hautverletzungen aufgetragen hilft sie, die empfindliche Haut zu schützen, Wundschmerzen zu verringern, und sie beugt der Narbenbildung vor. Auch bei Hautausschlägen, Verbrennungen, Entzündungen und Verstauchungen helfen Kompressen mit Ringelblumenextrakt. Gerade bei Babys hat sich die Ringelblume als Heilmittel bei Ekzemen und wundem Windelbereich als sehr hilfreich bewiesen. Die im Kindesalter oft auftretenden Warzen können wirksam mit einer Ringelblumentinktur behandelt werden. Im Mund- und Rachenraum hilft die Behandlung mit dieser Heilpflanze bei Zahnfleischentzündungen.

Die Ringelblume ist zwar eine milde Heilpflanze, trotzdem kann es zu allergischen Reaktionen kommen. Eine Anwendung bei Kindern sollte daher vorher mit dem behandelnden Kinderarzt abgesprochen werden.

Rezept Ringelblumentinktur (alkoholfrei):

- ❖ Befülle dein Schraubglas mit frisch gepflückten und zerkleinerten Ringelblumenblüten und drücke sie ein wenig fest, bis das Glas etwa zu zwei Drittel befüllt ist.

- ❖ Bringe die benötigte Menge Essig in einem Topf zum Kochen und lasse ihn auf (mindestens) Zimmertemperatur abkühlen.

- ❖ Gieße jetzt für die alkoholfreie Variante den abgekühlten Essig über die Blütenblätter, sodass alles gut bedeckt ist, und verschließe das Glas.

- ❖ Notiere dir wieder das Datum, an welchem du deine Tinktur angesetzt hast.

- ❖ Die Ringelblumentinktur sollte jetzt mindestens zwei Wochen an einem dunklen Ort bei Zimmertemperatur ziehen können.

- ❖ Schüttle dein Glas täglich zur Optimierung der Wirkstoffaufnahme. Achte darauf, dass die Blütenblätter immer mit Essig bedeckt sind, um Schimmelbildung zu vermeiden.

- ❖ Wenn die Zeit vorbei ist, filtere die Tinktur durch einen Tee- oder Kaffeefilter in ein Braunglas und beschrifte es mit Namen und Abfülldatum.

Die entstandene Ringelblumenessenz kann nun zur Behandlung betroffener Hautstellen eingesetzt werden. Ein Verdünnen mit Wasser kann helfen, den unangenehmen Essigduft abzumildern und ein Brennen auf der wunden Stelle zu reduzieren. Mithilfe der Essenz kann auch eine Ringelblumensalbe hergestellt werden, indem einige Tropfen mit Kakaobutter, Sheabutter, Kokosfett oder Bienenwachs vermengt werden.

$$6$$

Tinkturen ohne Alkohol herstellen

Nicht jeder Mensch möchte alkoholische Tinkturen zu sich nehmen, um in den Genuss der heilsamen Wirkung der Pflanzenmedizin zu kommen. Kinder, Menschen mit Leber- und/oder Nierenproblemen, trockene Alkoholiker etc. könnten die Heilpflanzen natürlich auch in Form von Tee zu sich nehmen. Allerdings stellt das Verfahren zur Herstellung einer Heilpflanzentinktur eine Methode dar, bei welcher die gesunden Vitalstoffe besonders lange haltbar gemacht werden können. Auch die Wirkstoffkonzentration ist höher als in Tees, weshalb einer Tinktur auch eine höhere Wirksamkeit zugeschrieben wird. Es lohnt sich also, nach alternativen Lösungen zu suchen, Heilpflanzentinkturen auch ohne Alkohol herstellen zu können.

Wie alkoholische Tinkturen lassen sich die alkoholfreien Varianten zu anderen Produkten (wie z. B. zu Salben und Cremes) weiterverarbeiten. Der Vorteil bei selbst erstellten Tinkturen liegt in der einfachen und kostengünstigen Herstellung. Es gibt mittlerweile auch einige alkoholfreie Tinkturen zu kaufen, allerdings können diese sehr teuer sein. Laut dem europäischen Arzneibuch werden nur Pflanzenessenzen als Tinkturen bezeichnet, welche mit Ethanol (also Alkohol) hergestellt wurden. Von der Begrifflichkeit her handelt es sich daher nicht um eine Tinktur, wenn andere Substanzen zur Erstellung einer Pflanzenlösung verwendet werden. Zwar werden wichtige Inhaltsstoffe aus den Heilpflanzen herausgelöst und haltbar gemacht, doch es können andere sein als beim Ansetzen mit Alkohol. Wirk- und Inhaltsstoffe können daher je nach Flüssigkeit variieren.

Die folgende Übersicht zeigt verschiedene altbewährte Mittel auf, um alkoholfreie Tinkturen herzustellen:

Essig/Apfelessig

Die Zubereitung einer Heilpflanzentinktur mithilfe von Essig bzw. Apfelessig ist eine gute Möglichkeit, wertvolle Inhaltsstoffe zu extrahieren und trotzdem auf Alkohol zu verzichten. Zusätzlich haben Essig und insbesondere Apfelessig positive Eigenschaften, die der Gesundheit sehr zuträglich sind. Noch bevor die antibakterielle Wirkung von Alkohol bekannt war, wusste man schon um die desinfizierende Wirkung des Essigs und nutzte ihn zur Reinigung von Wunden. Auch bei Diabetes-Erkrankungen, Verdauungsbeschwerden und Pilzinfektionen zeigte die Einnahme von Apfelessig positive Wirkungen. Eine Tinktur mit Apfelessig anzusetzen, kann daher aufgrund seiner vielen gesundheitsförderlichen Eigenschaften eine gute Wahl sein.

Verjus

Bei Verjus handelt es sich um ein saures Elixier, das aus unreifen, grünen Trauben gewonnen wird. Verjus ist gesund, das hat man bereits in der Antike geahnt: Verschiedene medizinische Schriften empfehlen ihn gegen Geschwüre und Magenverstimmung. Arabische Mediziner beschrieben den Verjus im Mittelalter als effektives und gesundheitsförderndes Heilmittel. Mit Verjus hergestellte Tinkturen regulieren die Verdauung, wirken sich positiv auf den Cholesterinspiegel und den Säure-Basen-Haushalt im Körper aus.

Asche

Eine beinahe vergessene Möglichkeit, Tinkturen herzustellen, ist das Nutzen von Asche als Extraktionsmittel. Genutzt wird dieses Verfahren wohl bereits seit vielen Jahrtausenden. Eine Tinktur mit Asche enthält einen hohen Mineralstoffanteil. Besonders bei degenerativen Erkrankungen kann dies ein wichtiger Faktor sein, um die Mineralstoffzufuhr im Körper zu erhöhen.

Boza, Bors, Kwas

Hierbei handelt es sich um säuerlich schmeckende fermentierte Flüssigkeiten, sogenannte Urprobiotika. Dies sind fermentierte Flüssigkeiten mit einem sehr hohen Anteil an Mikroorganismen (z. B. Laktobazillen). Ihnen wird eine immunstärkende und verdauungsförderliche Wirkung zugesprochen.

Defrutum

Defrutum ist ein Fruchtsirup, welcher durch die Reduktion von Fruchtsäften gewonnen wird. Es enthält aufgrund des natürlichen Zuckergehaltes eine hohe Energiedichte. Vielen Kindern schmeckt diese Variante besonders gut. Doch auch, wenn Defrutum sehr süß ist, enthält es für die Gesundheit wertvolle Vitamine, Mineralien und Spurenelemente.

Oxymel

Heilpflanzen mit Oxymel (Saueressig) anzusetzen ist ebenfalls eine schmackhafte Variante, die auch Kinder gerne mögen. Es handelt sich dabei um einen Honig-Essig-Trunk, der mit Kräutern versehen wird. Bereits seit der Antike ist die stärkende und gesundheitsförderliche Wirkung von Oxymel bekannt und wurde daher als Heilgetränk genutzt.

Oxymel wird trotz der Säure des Essigs basisch verstoffwechselt und unterstützt deshalb eine basische Ernährung. Der Trunk hat verdauungsfördernde, desinfizierende, antibakterielle sowie wundheilende Eigenschaften, ist lange haltbar und schmeckt zudem überraschend gut.

Zur Herstellung von Oxymel benötigt man zwei Teile Essig, z. B. Apfelessig, und vier bis sechs Teile Honig, beides am besten in Bioqualität. Essig und Honig werden vermischt und zusammen mit den gewünschten Heilkräutern in Gläser abgefüllt, wo die Mischung zwei bis vier Wochen an einem dunklen Ort bei Zimmertemperatur durchziehen kann.

Oxymel weist einen hohen Mineralstoffgehalt auf und ist daher besonders gut geeignet für Kinder und Jugendliche im Wachstum, weil sie einen erhöhten Vitalstoffbedarf haben. Auch Menschen mit Mineralstoffmangel profitieren von dem Getränk. Die entzündungshemmenden Eigenschaften können bei Erkrankungen wie Rheuma, Gicht und Arthrose helfen. Auch bei Erkältungskrankheiten und Verdauungsbeschwerden hat sich Oxymel bewährt.

Für Tinkturen ist Oxymel auch daher gut geeignet, weil es eine gute Extraktionskraft besitzt und lange haltbar (bis zu einem Jahr) bleibt.

Sole

Eine pH-neutrale Sole aus Wasser und Salz hat isotonische Eigenschaften und wirkt nervenregulierend. Sie hat eine hohe Bioverfügbarkeit und kann die Wirkstoffe von Heilpflanzen extrahieren.

6.1 Oxymel mit Minze

Die Minze ist der Klassiker unter den Heilpflanzen und hat ein breites Wirkungsspektrum. So wirkt die Minze anregend und belebend, was bei einem schwachen Kreislauf schnell wieder auf die Beine helfen kann. Verantwortlich dafür ist das enthaltene ätherische Öl Menthol. Dieses wirkt leicht betäubend und kann daher innerlich eingenommen helfen, die Magenschleimhaut zu beruhigen (z. B. bei akutem Brechreiz oder Übelkeit). Typische Erkältungssymptome wie Schnupfen und Husten werden mithilfe der Minze sanft beruhigt und gelindert. Wer schon einmal an ätherischem Minzöl gerochen hat, weiß, dass es schnell die Atemwege befreit. Minze in Kombination mit Honig gehört zu einem altbewährten Hausmittel bei Atemwegserkrankungen. In der Naturheilkunde wird Minze auch geschätzt für ihre anregende Wirkung auf Galle und Leber. Allgemein wirken die Inhaltsstoffe der Minze positiv auf den gesamten Magen-Darm-Trakt und verbessern die Verdauung. Minze entspannt und entkrampft auch bei Blähungen und Völlegefühl. Äußerlich aufgetragen kann Oxymel mit Minze die Haut beruhigen und kühlen. Das Heilkraut hat auch eine wundheilende Wirkung, sodass kleinere Schürfwunden damit versorgt werden können, um schneller zu heilen.

Pflücke für diese Tinktur ohne Alkohol einige Minzblätter oder verwende sie in getrockneter Form. Für die Oxymel-Flüssigkeit benötigst du Bio-Honig und Bio-Apfelessig.

- ❖ Befülle das abgekochte Schraubglas mit den frisch gehackten Minzblättern.

- ❖ Bringe die benötigte Menge (zwei Teile) Apfelessig in einem Topf zum Kochen und lasse ihn vollständig abkühlen.

- ❖ Rühre vier Teile Honig in den Apfelessig, sodass eine homogene Flüssigkeit entsteht.

- ❖ Gieße Oxymel über die Kräuter, sodass alles gut bedeckt ist und verschließe das Glas.

- ❖ Notiere dir das Datum, an welchem du deine Tinktur angesetzt hast.

❖ Die Oxymeltinktur sollte jetzt mindestens drei bis vier Wochen an einem dunklen Ort bei Zimmertemperatur ziehen können.

❖ Schüttle dein Glas täglich zur Optimierung der Wirkstoffaufnahme.

❖ Wenn die Zeit vorbei ist, filtere die entstandene Flüssigkeit in ein Braunglas und beschrifte es mit Namen und Abfülldatum.

Nutze das Minz-Oxymel zur Behandlung bei Erkältungskrankheiten und Verdauungsbeschwerden. Wenn dir die Tinktur zu stark ist, kannst du sie mit Wasser oder Tee verdünnen.

6.2 Oxymel zur Stärkung der Abwehrkräfte

In dieser Tinktur ohne Alkohol vereinen sich nun verschiedene Kräuter mit all ihren Heilkräften, um die Abwehrkräfte präventiv zu stärken oder um bei einsetzenden Erkältungssymptomen eine Soforthilfe aus der Natur im Haus zu haben.

Für dieses Rezept benötigst du frische, gehackte Kräuter:

❖ Thymian: Gegen Viren und Bakterien

❖ Rosmarin: Wirkt belebend und stärkend

❖ Oregano: Wirkt ebenfalls antibakteriell

❖ Salbei: Ist entzündungshemmend

❖ Minze: Zur Schmerzlinderung

❖ Zitronenmelisse: Zur Beruhigung

Außerdem brauchst du Apfelessig und Honig in Bioqualität.

◈ Befülle dein gereinigtes Schraubglas mit den frisch gehackten Kräutern (alternativ funktionieren auch getrocknete).

◈ Bringe die benötigte Menge (zwei Teile) Apfelessig in einem Topf zum Kochen und lasse ihn vollständig abkühlen.

◈ Rühre jetzt vier Teile Honig dazu, sodass sich eine einheitliche Flüssigkeit ergibt.

◈ Gieße den Sauerhonig über die Kräuter, sodass alles gut bedeckt ist und verschließe das Glas.

◈ Notiere dir wieder das Datum, an welchem du deine Tinktur angesetzt hast.

◈ Die Oxymeltinktur sollte jetzt mindestens drei bis vier Wochen an einem dunklen Ort bei Zimmertemperatur ziehen können.

◈ Schüttle dein Glas täglich zur Optimierung der Wirkstoffaufnahme.

◈ Wenn die Zeit vorbei ist, filtere die entstandene Flüssigkeit durch einen Tee- oder Kaffeefilter in ein Braunglas und beschrifte es mit Namen und Abfülldatum.

Um die Abwehrkräfte optimal zu stärken, nimmt man nun täglich morgens auf nüchternen Magen einen Esslöffel des Oxymels. Die Kur kann bis zu sechs Wochen durchgeführt werden. Auch Kinder (empfohlen wird ab 12 Jahren) können diese alkoholfreie Variante einnehmen. Dann reduziert sich die Dosis auf einen Teelöffel täglich.

7

Tipps zum Sammeln, Verarbeiten und Aufbewahren von Heilpflanzen

Du konntest nun viele Rezepte für Heilpflanzentinkturen kennenlernen und vielleicht hast du sogar schon die eine oder andere Tinktur angesetzt und erste Erfahrungen mit ihrer Wirkung machen können. Zum Abschluss sollen dir die folgenden Tipps noch beim Sammeln und Verwerten von Wildpflanzen helfen. Denn in der Natur findest du die wahren Nährstoffbomben, die nur so strotzen vor Mineralstoffen, Vitaminen, Spurenelementen, Aminosäuren, sekundären Pflanzenstoffen etc. Alle Kulturpflanzen, die wir kennen und im Garten wachsen, haben ihren Ursprung in diesen Wildpflanzen. Doch durch das Weiterzüchten und Kultivieren gingen Inhaltsstoffe verloren, welche nur noch in den wilden Heilpflanzen vorkommen. Wenn du also Orte in deiner Umgebung ausfindig machst, die kaum bis gar nicht von Autos befahren werden, erhältst du kostenlose Bioqualität. Auch im eigenen Garten oder auf dem Balkon kann man sich eine Ecke einrichten, in welcher die Wildpflanzen ganz natürlich wachsen dürfen.

7.1 Tipps für das Sammeln von Wildkräutern

Die nachfolgenden Tipps wollen dich dabei unterstützen, beim Sammeln von Wildkräutern auf deinen persönlichen Schutz sowie auf den Schutz der Natur zu achten:

- Beginne beim Sammeln mit Pflanzen, die du 100%ig kennst, z. B. mit Brennnessel und Löwenzahn.

- Nutze Bestimmungsbücher, welche du zum Sammeln mitnimmst.

- Bilde dich aktiv weiter, z. B. mit Wildkräuterwanderungen, die mittlerweile vielerorts angeboten werden.

- Bist du bei einer Pflanze unsicher, kannst du Fotos von ihr machen oder ein kleines Exemplar mitnehmen, um sie mithilfe weiterer Informationen zu Hause bestimmen zu können.

- Erkundige dich vorab, ob es für eine bestimmte Heilpflanze überhaupt Verwechslungsmöglichkeiten mit anderen Pflanzen gibt.

- Bei Vergiftungsverdacht kontaktiere sofort den ärztlichen Notruf.

- Achtsames und bewusstes Sammeln ist für dich und die Natur wichtig. Ernte also nur, so viel du brauchst. Betritt und verlasse den Ort der Pflanze mit Respekt.

- Oft herrscht Angst vor einer Infektion mit dem Fuchsbandwurm. Daher ist es wichtig, sich mit diesem Parasiten auseinanderzusetzen und Informationen darüber einzuholen, welche Symptome er verursacht und wie er im Infektionsfall behandelt werden muss.

- An stark befahrenen Straßen, in der Nähe landwirtschaftlich genutzter Flächen und beliebter Spazierwege für

Hunde solltest du wegen der chemischen Belastung und eventueller Verschmutzung lieber nicht sammeln.

◈ Unter Naturschutz stehende Pflanzen dürfen nicht gesammelt werden. Informiere dich daher vorher, ob die Ernte erlaubt ist.

◈ In bestimmten Naturschutzgebieten darf nicht geerntet werden.

◈ Das Sammeln an Tagen ohne Regen ist am besten dafür geeignet, wenn die Pflanzen anschließend getrocknet werden sollen.

◈ Benutze zum Ernten eine Schere oder ein scharfes Messer, damit die Pflanzen nicht unnötig beschädigt werden (z. B. durch Ausreißen samt der Wurzel).

◈ Da auch Wurzeln für die Naturheilkunde verwendet werden, solltest du diese erst sammeln, wenn die jeweilig empfohlene Erntezeit dafür ansteht.

◈ Beim Ernten von Brennnesseln kann es sinnvoll sein, mit Gummihandschuhen zu ernten, um Hautreizungen zu vermeiden.

◈ Für die Aufbewahrung der Kräuter eignen sich Körbe oder Papiertüten, sodass die Pflanzen noch atmen können.

◈ Verarbeite die Kräuter zu Hause so frisch wie möglich. Gerade Wildpflanzen halten im Kühlschrank nur einen Tag.

◈ Wildkräuter müssen in der Regel nicht gewaschen werden. Sie besitzen auch wichtige Mikroorganismen, die dadurch entfernt würden.

7.2 Verarbeitung und Aufbewahrung

Wenn du deine gesammelten Wildkräuter und geernteten Heilkräuter nicht frisch für eine Urtinktur verwendest und sie trocknen willst, solltest du ein paar kleine Tipps beachten:

Vor der Trocknung werden die geernteten Pflanzen nicht gewaschen, sondern nur abgeschüttelt, die benötigten Teile abgezupft oder die Stängel zu einem Strauß zusammengebunden. Bei natürlicher Trocknung ist ein kühler, trockener und dunkler Ort von Vorteil. Eine direkte Sonneneinstrahlung könnte die Inhaltsstoffe verändern und auch Blätter verbrennen. Wurzeln und Rinden bilden hier jedoch eine Ausnahme und sollten in dem Licht und der Wärme der Sonne getrocknet werden.

Spielt das Wetter nicht mit, eignet sich auch ein Platz in der Nähe der Heizung oder eines Kamins. Wurzeln und Rinden sollten vorher gewaschen und abgebürstet werden. Eine Zerkleinerung erleichtert den Trocknungsvorgang. Für viele Pflanzen eignet sich eine natürliche Trocknung. Dafür legt man die Kräuter auf ein dünnes Leinen- oder Baumwolltuch. Ein erhöhtes Gitter als Unterlage wäre noch besser, damit die Feuchtigkeit auch nach unten hin entweichen kann. Der Trocknungsprozess dauert vier bis 10 Tage.

Allerdings gibt es auch Heilpflanzen, welche zu den hygroskopischen Arten gehören und die Eigenschaft besitzen, Feuchtigkeit aus der Luft anzuziehen. Diese sollten in Dörrapparaten oder bei sehr niedriger Temperatur in einem Backofen getrocknet werden. Dabei darf die Trocknungstemperatur nicht höher als 40 °C sein, um die wertvollen Inhaltsstoffe nicht zu zerstören. Nach dem Abfüllen in entsprechende Behälter sollte noch der Name und das Abfülldatum darauf geschrieben werden. Bei richtiger Verarbeitung und Lagerung können die Heilpflanzen ein bis zwei Jahre sorglos aufbewahrt werden.

So kannst du dir einen ganzjährigen Vorrat an Heilpflanzen anlegen, von welchem du verschiedene Arten von Tinkturen herstellst. Natürlich verlieren die getrockneten Pflanzen etwas an Inhaltsstoffen, ihre Wirkung wird trotzdem in einer Tinktur bestehen bleiben. Entstandene Tinkturen sollten immer gut beschriftet an einem dunklen und kühlen Ort aufbewahrt werden.

7.3 Tipps zum Anbau von Heilpflanzen

Wenn du beginnst, regelmäßig Tinkturen herzustellen und immer auf Vorrat anzusetzen, kann es sehr sinnvoll sein, dir einen kleinen Heilkräutergarten anzulegen oder die Pflanzen in Töpfen zu ziehen. Die Bewegung an der frischen Luft beim Suchen und Ernten von Wildpflanzen tut zwar gut und ist ebenfalls gesundheitsförderlich, doch lohnt es sich, die gängigen Heilkräuter auch zu Hause zu haben, um sie direkt nutzen zu können. Viele von ihnen sind auch Gewürzkräuter und werden gerne in der Küche benutzt.

Um Heilpflanzen selbst anbauen zu können, sind ein paar grundlegende Punkte zu beachten. Informiere dich vorher genau, welche Standorte die Pflanze braucht und aus welchen Böden sie die meisten Nährstoffe ziehen kann. Die Heilkräuter können in ihrer Wirkung ihr volles Potential vor allem dann entfalten, wenn sie vorher optimal gedeihen konnten.

Hier sollen nur einige Heilkräuter genannt werden, die für den eigenen Garten und Balkon besonders gut geeignet sind:

- ◈ **Thymian**: Er ist eine eher anspruchslose Heilpflanze und mag sonnige, trockene Standorte mit kalkhaltiger Erde. Im September wird er zurückgeschnitten.

- ◈ **Oregano**: Dieses Heilkraut liebt vollsonnige Standorte und kalkhaltigen Boden. Auch er ist winterhart und wird im Herbst, jedoch spätestens mit dem beginnenden Frühjahr zurückgeschnitten.

◈ **Rosmarin**: Rosmarin liebt trockenen, durchlässigen und steinigen Boden. Auch er kann sonnige Standorte gut vertragen. Um im Folgejahr wieder gut wachsen zu können, wird er im Herbst zurückgeschnitten.

◈ **Ringelblume**: Diese beliebte Heilpflanze braucht einen nährstoffreichen und feuchten Boden. Sie wird im April ausgesät, indem die Samen etwa einen Zentimeter tief in die Erde eingebracht werden.

◈ **Holunder**: Dieser Strauch bringt nicht nur Glück ins Haus, sondern ist umfangreich als Heilpflanze nutzbar. Aus den Beeren können Säfte und Marmeladen entstehen, die Blüten werden für Tinkturen genutzt oder es wird damit Holundersirup hergestellt. Er benötigt einen hellen Standort und nährstoffreichen Boden.

◈ **Spitzwegerich**: Er ist besonders nützlich im Garten, da er bei kleinen Verletzungen direkt auf die Wunde aufgelegt werden kann. Die Samen werden im Frühjahr in den Boden eingebracht.

◈ **Zitronenmelisse**: Zitronenmelisse benötigt vor allem Platz und viel Licht, um sich entfalten zu können. Am besten eignet sich ein sonniger bis halbschattiger Standort, der zudem windgeschützt ist. Der beste Untergrund besteht aus lehmigem und nährstoffreichem Boden, der locker und durchlässig ist.

◈ **Lavendel**: Er gedeiht in nährstoffarmen, felsigen/steinigen und wasserdurchlässigen Böden. Ideal ist eine Mischung aus Blumenerde, Sand oder Kies. Da er eher einen nährstoffarmen Boden vorzieht, erübrigt sich auch das Düngen.

8

Schlusswort

Wie du im Laufe des Buches sehen konntest, ist an dem Zitat des bekannten Naturheilkundlers Sebastian Kneipp „Gegen jede Krankheit ist ein Kraut gewachsen" viel Wahres dran. Es gibt unzählige Möglichkeiten, um sich die Wirkstoffe der Heilpflanzen zunutze zu machen und für die eigene Gesundheit einzusetzen. Da das Grundrezept zur Erstellung einer Tinktur immer gleich ist, kannst du dich immer weiter einarbeiten in die Welt der Pflanzenmedizin und noch viele weitere interessante Helfer aus der Natur kennenlernen und in deiner Naturapotheke nutzen.

Beachte zu jeder Zeit, dass die Arbeit mit der Pflanzenwelt einen gewissen Respekt ihr gegenüber benötigt, denn sie zu ernten und zu nutzen sollte immer mit Bedacht geschehen und es sollte nur so viel genommen werden, wie auch wirklich benutzt wird. Respekt gilt es auch gegenüber ihrer Wirkung zu haben und sich langsam heranzutasten. Wie du erfahren hast, können auch Heilpflanzen Nebenwirkungen mit sich bringen, meistens vor allem dann, wenn sie zu hoch dosiert wurden. Weniger ist mehr – dies gilt vor allem bei der Behandlung mit den kostbaren Essenzen der Natur. Es ist immer sinnvoll, zusätzlich mit einem Naturheilkundler, Heilpraktiker oder Arzt zusammenzuarbeiten, wenn es um die eigene Gesundheit und die der Familie geht. Gesund zu bleiben oder wieder gesund zu werden, sollte kein Alleingang sein, sondern mit Verantwortung gehandhabt werden.

Die Welt der Heilpflanzen zu erkunden, ist ein Weg der Erfahrung. Es ist kein schneller Ausweg aus einer Krankheit, sei sie physisch oder psychisch bedingt. Schritt für Schritt und ganz sanft begleiten dich die Tinkturen zurück zu mehr Bewusstheit und Balance im Leben. Immer mehr Tinkturen werden entstehen und du lernst ihre Anwendung und Wirkung kennen. Langsam beginnst du bei auftretenden Symptomen an Heilpflanzen zu denken und weißt sofort, welche davon dir jetzt am besten helfen kann. Es hat etwas mit Verbindung zu tun, eine Rückverbindung zur Natur und damit zu sich selbst.

Du kannst dein Augenmerk zu Beginn vor allem auf die Stärkung der Gesundheit legen, z. B. mit einer Ingwertinktur, und dann Schritt für Schritt Tinkturen für die unterschiedlichen Anwendungsgebiete erstellen. Das Erstellen der flüssigen Essenzen kann erst ein Anfang sein – vielleicht möchtest du noch weitere Schritte gehen und auch Ölauszüge und Teemischungen in dein Leben integrieren. Das Erstellen von Naturkosmetika und Reinigungsmitteln mithilfe der Tinkturen kann dabei helfen, nach und nach eine immer natürlichere Umgebung zu erschaffen und Toxine zu eliminieren. Es braucht keine radikale Umstellung auf allen Ebenen, sondern ein Ausprobieren, Testen, Erspüren und Vertrauen, dass du einen Weg gefunden hast, der dir ganz neue Seiten des Lebens, ja der Welt aufzeigen wird. Die Natur ist ein Schatz und durch die Arbeit mit ihr erfahren wir, wie wichtig und schützenswert sie ist. Und diesen Schatz konntest du über die Tinkturen nun in dein Leben bringen.

—— **9** ——

Quellen und weiterführende Literatur

Buhner, S. H. (2012). *Herbal Antibiotics, 2nd Edition: Natural Alternatives for Treating Drug-resistant Bacteria.* Storey Publishing, LLC.

Dietrich, G. (2021). *HEILPFLANZEN: Die Kraft der Kräuter: Immunsystem stärken und Krankheitserreger mit natürlicher Medizin bekämpfen.* Independently published.

Easley, T., & Horne, S. (2016). *The Modern Herbal Dispensatory: A Medicine-Making Guide.* North Atlantic Books.

Engler, E. (2020). *Heilpflanzen-Tinkturen: Wirksame Kräuterauszüge mit und ohne Alkohol selbst herstellen.* Compbook.

Freitag, D. (2021). *Heimische Heilpflanzen - Das zeitlose Wissen der Druiden: Wie Kräuter aus dem eigenen Garten Alltagsbeschwerden natürlich lindern und das Immunsystem stärken.* Deep Awakening.

Garten-Treffpunkt. *Heilpflanzen-Lexikon.* https://www.garten-treffpunkt.de/lexikon/heilpflanzen.aspx

Gesundheitsinformation.de. (2020). *Welche Organe gehören zum Immunsystem?* https://www.gesundheitsinformation.de/welche-organe-gehoeren-zum-immunsystem.html

Gesundheitsinformation.de. (2020). *Wie funktioniert das Immunsystem?* https://www.gesundheitsinformation.de/wie-funktioniert-das-immunsystem.html

Gladstar, R. (2008). *Rosemary Gladstar's Herbal Recipes for Vibrant Health: 175 Teas, Tonics, Oils, Salves, Tinctures, and Other Natural Remedies for the Entire Family.* Storey Publishing, LLC.

Gladstar, R. (2012). *Rosemary Gladstar's Medicinal Herbs: A Beginner's Guide: 33 Healing Herbs to Know, Grow, and Use.* Storey Publishing, LLC.

Kooperation Phytopharmaka. *Arzneipflanzenlexikon.* https://arzneipflanzenlexikon.info/urtinktur.php

Kraft der Natur. (2019). *Naturkosmetik, Tinkturen & ätherische Öle selber machen, Heilpflanzen und vieles mehr!: Spüren Sie die Kraft der Natur!* Independently published.

Krug, K., & Krug, D. (2022). *Heimische Heilpflanzen – einfach erklärt: Dein DIY Heilkräuter Buch mit den wichtigsten Tipps und Tricks zu Anbau, Verarbeitung und Anwendung. Mit abwechslungsreichen Rezepten für die Hausapotheke.* Bookian Publishing.

Lambert, L. (2021). *Kräuter und Heilpflanzen für Frauen: Tees, Tinkturen und Salben aus der Naturmedizin selbst herstellen.* Bassermann Verlag.

Musselmann, B. *Prostatahyperplasie: Nächtlicher Harndrang ade.* PhytoDoc. https://www.phytodoc.de/erkrankungen/prostataver-groesserung

Nedoma, G. (2020). *Das kleine Buch: Heiltinkturen aus Wald und Wiese: Einfach selbst gemacht.* Servus.

Nedoma, G. (2022). *Vergessene Heiltinkturen: Alkoholfreie Pflanzenextrakte und ihre heilkundlichen Anwendungen.* Servus.

Pereira, C. G., Barreira, L., Bijttebier, S., Pieters, L., Marques, C., Santos, T. F., Rodrigues, M. J., Varela, J., & Custódio, L. (2018). Health promoting potential of herbal teas and tinctures from Artemisia campestris subsp. maritima: from traditional remedies to prospective products. *Scientific Reports, 8*(1). https://doi.org/10.1038/s41598-018-23038-6

Pflanzenforschung.de. (2013). *Pflanzenvielfalt wirkt!* https://www.pflanzenforschung.de/de/pflanzenwissen/journal/pflanzen-vielfalt-wirkt-heilpflanzen-und-ihre-bedeutung-10103

Purle, T. (2021). *Kräuter gegen Insektenstiche - Die wichtigsten Heilpflanzen.* kräuterbuch. https://www.kraeuter-buch.de/magazin/kraeuter-gegen-insektenstiche-die-wichtigsten-heilpflanzen-138.html

Pursell, J. J. (2019). *Master Recipes from the Herbal Apothecary: 375 Tinctures, Salves, Teas, Capsules, Oils, and Washes for Whole-Body Health and Wellness.* Timber Press.

Romm, A., Ganora, L., Hoffmann, D., Yarnell, E., Abascal, K., & Coven, M. (2010). Fundamental Principles of Herbal Medicine. *Botanical Medicine for Women's Health*, 24–74. https://doi.org/10.1016/b978-0-443-07277-2.00003-9

Schmidt, N. (2020). *Die Kraft der Heilpflanzen: Viele Rezepte für Tinkturen, Salben und ätherische Öle sowie ihre Wirkung, Anwendung und Aufbewahrung.* Independently published.

Storl, C. (2019). *Unsere grüne Kraft - das Heilwissen der Familie Storl: Mit einem Vorwort von Wolf-Dieter Storl.* GRÄFE UND UNZER Verlag GmbH.

Vogel, A. *Tinktur: Was ist das?* A.Vogel. https://www.avogel.ch/de/phytotherapie/tinktur.php

Zehnder-Rawer, I. (2022). *Echter Salbei.* A.Vogel. https://www.avogel.ch/de/pflanzenlexikon/salbei.php